JN291597

痙性斜頸

各科の治療の実際

■臨床心理‐‐‐→

■心療内科‐‐‐→

■精　神　科‐‐‐→

■神経内科‐‐‐→

■脳神経外科‐‐‐→

長谷川病院院長
柏瀬　宏隆 編著

株式会社 新興医学出版社

編著者

柏瀬宏隆
長谷川病院（東京都三鷹市）・院長

執筆者一覧

北見公一 北海道脳神経外科記念病院・副院長（総論 A）
TEL 011-717-2131

菅原英世 九州大学大学院医学研究院心身医学・助手（総論 B，C）
TEL 092-641-1151

森下　勇 国家公務員共済組合連合会　九段坂病院心理室・主任（各論 A）
TEL 03-3262-9191

端詰勝敬 東邦大学大森病院心療内科・助手（各論 B-1）
TEL 03-3762-4151

鈴木聡子 東邦大学大森病院心療内科・研究生（各論 B-1）
TEL 03-3762-4151

林　果林 東邦大学大森病院心療内科・研究生（各論 B-1）
TEL 03-3762-4151

村林信行 横浜相原病院心療内科・医長（各論 B-2）
TEL 045-362-7111

伊藤克人 東京急行電鉄（株）東急病院心療内科・医長（各論 B-3）
TEL 03-3718-3331

及川　欧 前・東邦大学大森病院心療内科（各論 B-4）
現・釧路労災病院神経内科・副部長　TEL 0154-22-7191

柏瀬宏隆 長谷川病院・院長（各論 C）
TEL 0422-31-8600

目崎高広 京都大学医学部附属病院神経内科・助手（各論 D）

梶　龍兒 徳島大学医学部附属病院高次脳神経診療部・教授（各論 D）
TEL 088-631-3111

平　孝臣 東京女子医科大学脳神経外科学講座・講師（各論 E）
FAX 03-3341-0613

執筆順，（　）内は執筆項目

はしがき

平成12年6月22日，第41回日本心身医学会総会（東京）において「痙性斜頸の治療の現在と展望」と銘打ったパネルディスカッションが行われた。私が企画を立て，東邦大学心療内科坪井康次教授とともに座長をつとめた。本書は，そのとき参加していただいたパネラーの方々を中心に執筆をお願いして，完成したものである。

私が，各科の痙性斜頸の治療方法を集約したような本書を編集しようと思い立ったのは，各科によってその治療方法があまりにも異なっているからである。それでも，精神科と心療内科とは近いほうである。精神科と心療内科とは痙性斜頸を心身症の病態としてとらえ，その発現機序や治療方法の考え方がそれにのっとって行われることが多い。（精神科は精神療法から，心療内科は行動療法から，そのアプローチを開始していくとの相違はあるかもしれないが)。他方，精神科と心療内科，そして神経内科と脳神経外科とでは，かなりかけ離れている。特に脳神経外科とは，本書の脳神経外科医，平先生の手術手技の生々しい記載を読んでいると，その治療方法との隔たりの大きさには驚くばかりである。

患者がどの科に行くかによって全く異なる治療方法を受けることになるならば，患者にとって不幸である。「患者さんのために」と考えると，治療者は自分の科の殻の中に閉じこもって治療していてはならないし，いわんや，陰でお互いの治療方法を批判したり非難しているときではないのである。

精神科や心療内科では，遷延例や難治例をいつまでもかかえていることがないかどうか。逆に，精神科や心療内科が診たほうがよい症例を（少なくとも併診はした方がよい症例を)，神経内科や脳神経外科だけで診ていることがないかどうか。心身症機制や，ヒステリー性の転換機制も多少絡んで生じた痙性斜頸に，脳神経外科手術が行われていないであろうか。……………

現在，世界的に痙性斜頸の治療方法の第一選択はボツリヌス毒素療法となっている。日本でも痙性斜頸にボツリヌス毒素療法の健康保険が早急に適用されるようになることを私も念願している[注)]。しかし，それで良くなったとしても，精神科医の立場から言うと，その患者の性格や生き方や考え方，また発病状況を改善しておかないと，患者が社会復帰をしてもまた再発を繰り返すことになってしまうのではなかろうか。

今や，各科がお互いにもっと協力し合うべき時である。ある科で改善しなかった症例が他の科を訪れる可能性があり，その際われわれは前医をつい批判したくなるものである。しかしながら，一般に難治例は，だれが治療しても難治なものである。

私としては，痙性斜頸を受け持った各科の医師は，まず本書の総論と，各論のそれぞれの科の箇所とを，繙いていただきたい。そしてさらに，他の科ではどのような治療方法がなされているのかについても知っておいていただきたい。それぞれの科の治療方法の適応と限界をしっかりと把握し，さらにほかの科の治療方法も理解した上で，患者の治療にあたっていただきたいのである。

本書が痙性斜頸に悩む患者の治療に福音をもたらすことになれば，編者としてはこれに過ぎる喜びはない。

平成14年1月

編者　　柏瀬　宏隆

注）本稿脱稿後，2001年6月に日本でも痙性斜頸にA型ボツリヌス毒素製剤が保険適応になった。商品名は，ボトックス注100（アラガン株式会社）。

目　次

Ⅰ．総論

II．各 論

I．総　論

A．定義・原因

1．定　　義

痙性斜頸とはジストニアの範疇に含まれる不随意運動の一型である。ジストニア（dystonia）という語は，1911年にOppenheimが全身性ジストニアの筋緊張の異常を表すのに用いたのが最初とされる[1]。1984年にFahnらのAd Hoc Committeeによりジストニアは以下のように定義された[2]。「ジストニアとは硬くて遅い不随意運動の総称であり，持続性の筋収縮により身体の捻れやリズミカルな繰り返し運動，姿勢異常などをきたす病態をいう。」不随意運動は表1のように分類される[3]が，ジストニアの場合不随意運動の持続時間が長いため，四肢・体幹には異常姿勢が現れ（図1），硬く歪んだ顔貌となる。初期の症状は，数行の書字のあと書字困難になったり，足の痙攣，あるいは走ったり，ある程度の距離を歩いたあと片足の力が完全に抜け

表1． 主な不随意運動の種類

1．振戦	tremor
2．舞踏運動	chorea
3．ジストニア	dystonia
4．アテトーシス	athetosis
5．バリスム	ballism
6．ミオクローヌス	myoclonus
7．スパスム／クランプ	spasm/cramp
8．ミオキミア	myokymia
9．羽ばたき振戦	asterixis, flapping tremor
10．チック	tic

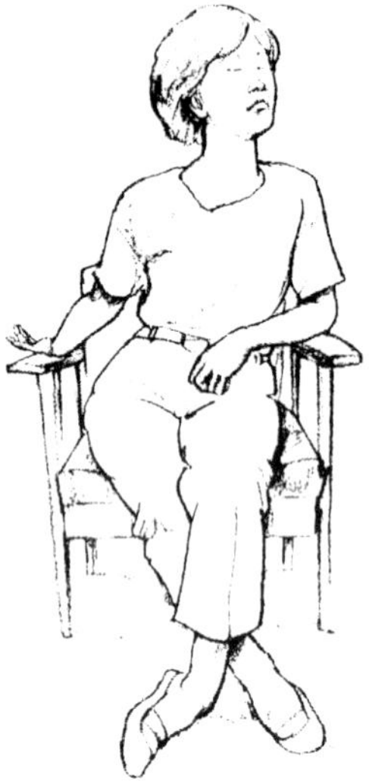

図１．ジストニアの姿勢異常（文献３より引用）

たり引きずったりする，というものである[4]。その他の症状としては振戦，発声や会話の障害などがある。ジストニアの本態は大脳の運動・姿勢プログラム異常と考えられる。病型は，単一筋に限局したり腕や足や頸部といった局所の筋群を侵す局所性ジストニアと，全身性ジストニアに大別される。

痙性斜頸は頭頸部の筋緊張異常により頭位に異常を生じる病態で，局所性ジストニアに属する。斜頸姿勢は患者によって異なり，頭部の回旋・側屈・前後屈や，肩挙上・側彎・軀幹の捻れなどがさまざまな組み合わせで出現する。動作は不随意であり，振戦を伴う例，筋肉痛などの疼痛を主訴とする例もある。このように，必ずしも斜頸（torticollis）を示すとは限らないので，最近では頸部ジストニア（cervical dystonia）と記載されることが多い。精神緊張や運動で増悪する例が多いのは周知の通りである。痙性斜頸は特発性，続発性，遺伝性斜頸の３種類に分類され（表２），特発性は中枢性（ジストニア性），副神経性，心因性，偽性斜頸を含み，続発性には薬物性(tardive dystonia/dyskinesia)，他疾患に続発した症候性の斜頸などが含まれる[3]。痙性斜頸はアメリカでは概ね１万人につき３人程度の有病率とされる。合衆国の統計では 83000 人以上が痙性斜頸に罹患しているという[5]。ま

表2．痙性斜頸の分類

①特発性
中枢性（ジストニア性）斜頸
副神経性斜頸
心因性斜頸
偽性斜頸（頸椎の変形など）
②続発性
薬物性（tardiv dyskinesia または tardiv dystonia）
症候性（他疾患に続発）
③遺伝性斜頸

たイギリスでは特発性ジストニア自体の有病率が1万人につき1.4人との報告[6)]があり，日本では鳥取県西部での調査で10万人あたり6人程度との報告[7)]がある。このことから特発性ジストニア，特に痙性斜頸はそれほど稀な疾患ではないと思われる。痙性斜頸は以前から仮病や心因性疾患として捉えられることが多かったが，最近では純粋な心因性斜頸はそれほど多くないと考えられるようになってきた。逆に現在では痙性斜頸には大脳基底核，視床，大脳皮質の神経ネットワークの障害による中枢性の発症要因があると考えている研究者が多い。しかし確かに末梢での副神経の刺激が原因となる場合[8)]もあり，中枢性と副神経性を区別する必要があるが，両者の鑑別点はそれほど明確ではない。

斜頸の姿勢による病型分類[5)]としては図2のように大きく回旋型（水平，垂直），前屈型，後屈型，側屈型の4型に分けられる。また斜頸の状況から緊張型（ある方向に首が傾いたままになる），間代型（首振り運動を伴う），混合型の3型に分けられる。それらの分類は斜頸の客観的評価法としてのスコア化に使われており，治療評価法としてのRondotスケール[9)]，Tsuiスコア[10)]，Toronto Western Spasmodic Torticollis Rating Scale[11)]などに組み込まれている。

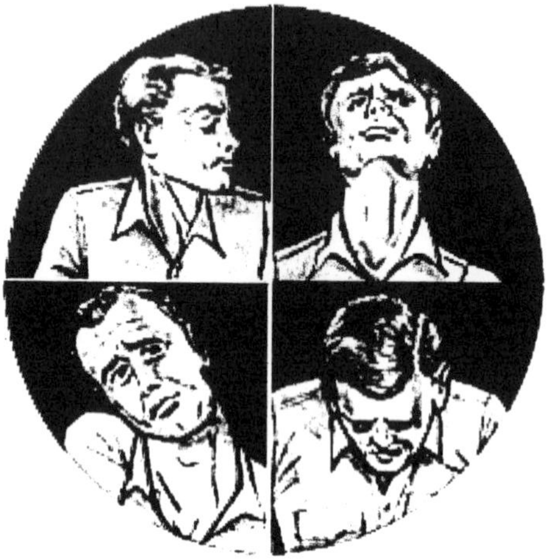

図２．痙性斜頸の形態分類（左上：horizontal　rotational，右上：retrocollis，左下：laterocollis，右下：antecollis）他に vertical rotational および mixed の形態がある。（文献５より引用）

２．原　　因

出産時外傷（恐らくは酸素欠乏による），ある種の感染症，特定の薬剤の副作用，重金属や一酸化炭素中毒，外傷，脳卒中などがジストニア症状を引き起こす（表３）[3]。ジストニアの約半数は病気や外傷とは無関係に発症し，一次性あるいは特発性ジストニアと呼ばれる。特発性ジストニアの場合，多くのケースで優勢形式の遺伝が見られる[5]。ジストニアは他の疾患の一症状としても現れ，原疾患の幾つかは家族性である。症例によってはジストニア症状は５歳〜16歳までの小児期に現れ，通常腕や足が侵される。他の症例では症状は思春期後期や成人初期に現れる。痙性斜頸の好発年齢は30〜40歳代とされる[12]。Rondot ら[9]の 195 例の平均発症年齢は 42 歳であった。またスポーツマンなど若い頃筋肉を酷使した人におこりやすいという[12]。

視床の病変や Wilson 病などのように線条体や淡蒼球に変性をきたす疾患

表3. ジストニアを起こす主な疾患

1.	捻転ジストニア（優性遺伝）
2.	Hereditary progressive dystonia（瀬川病　優性遺伝）
3.	Meige 症候群
4.	痙性斜頸
5.	Hallervorden-Spatz 病
6.	Wilson 病
7.	Lesch-Nyhan 症候群
8.	Joseph 病
9.	成人型 GM 1-gangliosidosis
10.	脳性小児麻痺の一部
11.	薬物性（L-dopa 製剤，向精神病薬）
12.	線条体脳血管障害の一部
13.	一酸化炭素中毒後遺症

もジストニアを生ずることから，特発性ジストニアの原因として大脳基底核の異常が深い関係をもつと考えられている。不随意運動は大脳基底核や視床において錐体外路系の神経ネットワークのどこかに異常をきたし，その結果 hyperkinetic state となった振戦，固縮，バリスム，ジストニア，舞踏病などの病態と，hypokinetic state である無動，姿勢保持障害などの病態とに分けられる[13]。大脳基底核は一般に尾状核，被殻，淡蒼球（GP），黒質網様部（SNr），黒質緻密部（SNc），視床下核（STN）などに分けられ，尾状核と被殻を合わせて線条体とよばれる。淡蒼球は外側髄板を境界として被殻の内側に位置するが，背内側には内包後脚，腹側にはレンズ核ワナと視索がある。内側髄板により淡蒼球は外節（GPe）と内節（GPi）とに分けられる。大脳基底核への主な入り口（入力路）は線条体であり，一次視覚野を除く大脳皮質，視床，GPe，STN，SNc，縫線核，青斑核，橋被蓋核などから入力刺激を受けている。一方，大脳基底核からの出力は GPi と SNr から視床，橋被蓋核，外側手綱核などへ投射されている。視床は final common pathway とされる[13]。これら大脳基底核の複雑な働きと結びつきを説明するものとして，DeLong ら[14]の大脳基底核を中心とする錐体外路系神経回路網（図3，4）の仮説が受け入れられている。基底核内の線条体淡蒼球投射は二系統（直接路と間接路）あり，いずれも黒質からのドパミン入力でコントロールされることになっている。SNc から線条体に至るドパミン線維は，

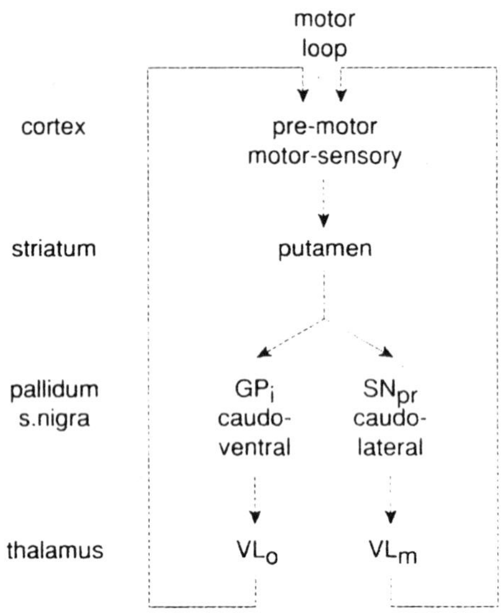

図3．Delong の運動ループ（文献1より引用）

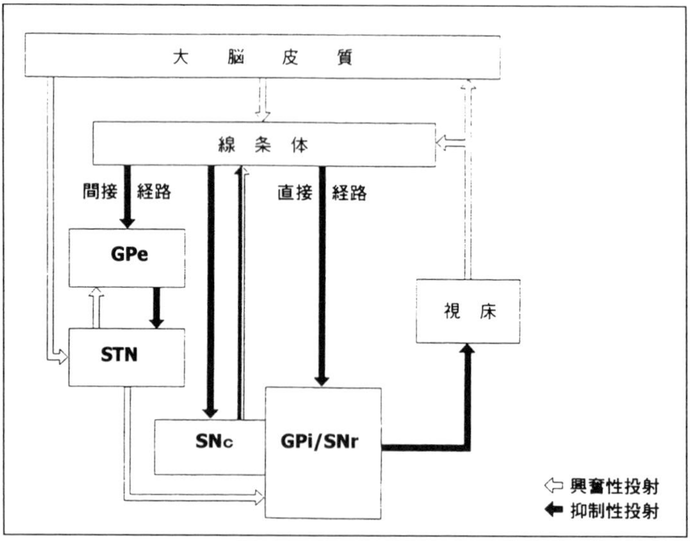

図4．大脳基底核，視床，大脳皮質の神経回路ネットワーク（文献1より改変）

線条体において直接路ではD 1受容体を介して興奮性に働き，間接路ではD 2受容体を介して抑制的に働く。直接路では線条体のニューロンは直接GPi/SNrを抑制するが，間接路ではGPe，STNを介してGPi/SNrを興奮させることになる（GPiとSNrは線維連絡が多く生理的反応が同じであるため，同一核群としてGPi/SNrとする[13]）。線条体ニューロンはGPeを抑制し，GPeはSTNを抑制するが，STNからGPi/SNrへの投射は興奮性であるため，線条体ニューロンの発火は，STNの脱抑制をきたしGPi/SNrを興奮させることになる。さらにGPi/SNrは視床の運動核や橋被蓋核に抑制性投射をする。したがってSNcからのドパミンニューロンは，直接路を興奮させ，間接路を抑制することでGPi/SNrの興奮性を抑え，視床などへの抑制性出力をコントロールして，視床から大脳皮質へとつながる運動系の活動を維持していることになる[13]。この二系統のうち主体となるのは間接路であり，パーキンソン病などでもD 2受容体刺激が治療の中心となっている[13]。ジストニアの定位脳手術では淡蒼球（GPi）破壊術（posteroventral pallidotomy）が行われるが，hyperkinetic stateとしてのジストニアがなぜGPi破壊で改善するのかについては明快な解答は得られていない。ジストニア患者のGPiにおける細胞発火は正常に近い[15]とされ，単に視床に対する脱抑制がおきているのではなく，直接路と間接路の機能バランスや線条体からの出力が運動制御回路において変調をきたしており，GPiはその出力路となっているとの考えがある。またPETによる研究から特発性ジストニア患者の被殻では有意にD 2受容体が減少しているとされる。D 2受容体は線条体に多く，特に間接路に関するニューロンに多く存在し，線条体投射ニューロンのGABA放出を抑制している。すなわちD 2受容体が減少すると，間接路が障害されたのと同じ結果となり，線条体のGPeへの抑制が増大しGPeのSTNへの抑制が低下する。するとGPi/SNrの興奮から視床への抑制の増大，視床から大脳皮質への興奮性投射ニューロンの活性低下がおこる。

痙性斜頸を含む特発性ジストニアのもう一つの発症メカニズムとして，久堀ら[1]は運動のプランニングを行うためのサブプログラム（運動サブルーチン）の異常を考えている。Marsden[16]によれば，ある特定の動作は単純な拮抗筋同士の収縮弛緩反応を，特定の順序で幾つか組み合わせたプログラムから成り立っているという。特発性ジストニアではこの一連の運動プログラム

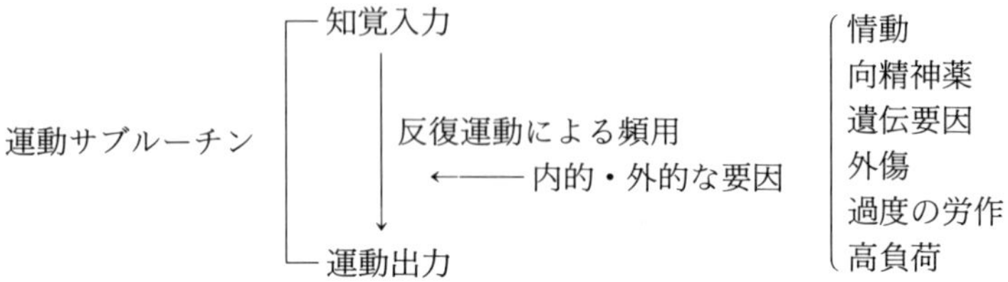

図5．局所性ジストニアの発症メカニズム仮説（文献18より引用）

のプランニングが狂っているのではないかというのが久堀らの推測である。したがって異常緊張を示す筋肉の緊張を緩和させても，また別の筋肉が異常緊張を示すようになり，ジストニアが再発する「もぐら叩き現象」が起こるという。このようなサブプログラムは知覚入力の影響を強く受け，一定の知覚入力に特定の運動を結びつけるプログラムと考えられる。したがって職業柄あるいは無意識に一定の姿勢を長時間取りつづけるうちに，その姿勢で痙性斜頸が発症したり，力を入れて書字を繰り返すというようなサブプログラムを強化させつづけると書痙が発症するといったことが考えられるのである。また外傷，心的ストレス，遺伝的要因などが影響を与えることも推測される。このことは柏瀬らも同様の観察を報告しており[17]，頭頸部に対する慢性有害刺激が頭頸部筋群に機能異常をもたらし，痙性斜頸を発症するとしている。痙性斜頸の頭頸部偏倚は，特定の状況で増悪または寛解する。すなわち臨床的特徴として sensory trick（geste antagonistiques）[1]といわれる，何らかの感覚刺激で姿勢異常が改善する現象が見られる。これは痙性斜頸の患者が顎や頭の後ろに手を当てると斜頸姿勢が改善するという以前から知られていた臨床像である。このことからも痙性斜頸の病態には何らかの異常な sensory system の関与が推測される。梶ら[18]は図5のように局所性ジストニアの発症機序をまとめている。この運動サブルーチンも大脳基底核を中心とする錐体外路系神経回路網の中で維持されていると考えられる。

発症のきっかけには心理的な葛藤や欲求不満などが背景として持続しており，そこへ上記のような局所的要因，つまり不自然な姿勢の持続などを慢性的に強要されるようなことが多い[12]という。痙性斜頸は以前から心因性疾患などといわれてきたが，特定の心理状況があってもそれが原因となるわけではなく，むしろ柏瀬のいうように痙性斜頸は，大脳基底核や副神経の機能に何らかの影響を及ぼす心理的背景をもつ心身症[12]と捉えるのが妥当であろう。外見上非常に目立つので，特に女性では見栄を気にして，もう治らないのではないかと不安に陥ったり，悲観的，抑うつ的になる患者も少なくないという[12)]。柏瀬は性格的に攻撃性の強い人が，それを発散できない過剰適応状況でストレスにさらされ，しかも頭頸部に有害刺激が慢性的に加わって発症するのではないかとの仮説を示している[17)]。

以上より痙性斜頸は心身医学的治療と身体的治療をうまく併合して治療していく必要がある。治療の詳細は各論で述べられるが，原因が未だ十分に分かったわけではなく，各症例にさまざまな個人的要素が入っていると考えられるため治療効果も一様ではない。ただし最近ではボツリヌス毒素（Botox）筋注法[18)]や Muscle afferent block[1)]，あるいは脊髄硬膜外電気刺激法（SCS）[19)]といった比較的低侵襲の治療法が導入され，治療の幅がひろがっている。またこれまでの痙性斜頸の外科手術法は，両側性頸部前根切除と通常は副神経脊髄枝切断法，および定位的視床（淡蒼球）破壊術の 2 法のみであり，いずれも術後機能障害が残ることが多かったが，近年では脳深部電気刺激法（DBS）[13)]，副神経血管減圧術[8)]といった非破壊的脳外科手術が採り入れられてきており，これまでの選択的末梢神経遮断術（Bertrand）にも平[20)]により多くの改良が加えられ安全性と確実性が増している。今後は精神科医（心理療法士），心療内科医，神経内科医，脳神経外科医，整形外科医などの連携と情報交換により，更に充実した治療を行い得るものと思われる。

文献

1）久堀　保，梶　龍兒：特発性ジストニーの病態と臨牀，脳神経 51：391-402，1999.

2）Fahn S：Concept and classification of dystonia. Adv Neurol 50：1, 1988.

3）水野美邦：不随意運動，脳神経疾患のみかた ABC，日本医師会雑誌（臨時増刊）110（5）；pp 187-198，1993.

4）National Spasmodic Torticollis Association HP：Focal dystonia
http：//www.torticollis.org/

5）NINDS dystonias information HP：National Institute of Neurological Disorders and Stroke.
http：//www.ninds.nih.gov/index.htm

6）Duffey PO, Butler AG, Hawthorne MR, et al：The epidemiology of the

primary dystonias in the north of England. Adv Neurol 78：121-125, 1998.
7）Nakashima K, Kusumi M, Inoue Y, et al：Prevalence of focal dystonias in the western area of Tottori prefecture in Japan. Mov Dis 10：440-443, 1995.
8）白井和歌子，北見公一，小柳　泉，他：副神経に複数の血管圧迫を認めた痙性斜頸の1手術例，脳外誌 8：680-684，1999.
9）Rondot P, Marchand MP, Dellatolas G：Spasmodic torticollis-Review of 220 patients. Can J Neurol Sci 18：143-151, 1991.
10）Tsui JKC, Eisen A, Mak E, et al：A pilot study on the use of botulinum toxin in spasmodic torticollis. Can J Neurol Sci 12：314-316, 1985.
11）Consky ES, Lang AE：Clinical assessments of patients with cervical dystonia. In：Jankovic J, Hallett M eds. Therapy with botulinum toxin. New York：Marcel Dekker：211-237, 1994.
12）柏瀬宏隆：神経筋肉系心身症－痙性斜頸について，臨床精神医学講座 6：身体表現性障害・心身症，中山書店，東京，431-438，1999.
13）富田　享，大本堯史：不随意運動症の病態と定位脳手術，脳神経外科　28：107-125，2000.
14）DeLong MR：Primate models of movement disorders of basal ganglia origin. Trends Neurosci 13：281-285, 1990.
15）Lenz FA, Suarez JI, Metman LV, et al：Pallidal activity during dystonia：somatosessory reorganization and changes with severity. J Neurol Neurosurg Psychiatry 65：767-770, 1998.
16）Marsden CD：The mysterious motor function of the basal ganglia. Neurology 32：514-539, 1982.
17）柏瀬宏隆，加藤　誠：痙性斜頸からみた心身症の発現機序と器官選択－精神科の立場から－，心身医学　39：120-125，1999.
18）梶　龍兒，目崎高広：ジストニアとボツリヌス治療，診断と治療社，東京，p 63，1996.
19）山本隆充，平山晃康，片山容一，他：長期 follow-up の結果からみた痙性斜頸における脊髄刺激療法の意義，機能的脳神経外科　37：93-94，1998.
20）平　孝臣：Ⅳ痙性斜頸－選択的末梢神経遮断術，図説脳神経外科 New Approach Vol 12：機能的疾患，メジカルビュー社，東京，70-79，2000.

B. 診　断

1. 概　念

痙性斜頸は，神経学的には局所性ジストニア（focal dystonia）に分類される。症候の特徴としては，筋緊張の異常が，胸鎖乳突筋，僧帽筋，後頸部筋（頭板状筋），肩甲挙筋，斜角筋などにみられ，頭位の異常を生じる。わが国での局所性ジストニアの有病率は10万人当たり6.12人とされ，欧米よりも頻度は少なく，局所性ジストニアのうち，頸部ジストニアは10万人当たり2.86人である（Nakashima K, 1995）。北米での局所性ジストニア（spasmodic torticollis, writer's cramp, blepharospasmなど）の有病率は，10万人当たり30人で，全身性ジストニアの10倍とされている。全身性ジストニアの有病率は3.4人である（Nutt JG, 1998）。頸部ジストニアは10万人中9人で，女性に多く男女比は1：1.5〜1.9で，発症のピークは40歳代とされている。なお，イギリスのデータでも，頭部ジストニア全体では男女比が2.1：1.9であるのに対し，痙性斜頸では1：1.6と女性に頻度が高く，書痙については2.0：1で男性に多かった（Soland VL, 1996）。局所性ジストニアのタイプにおける発症率の性差は病因論的にも興味のあるところであるが，現在これを説明することはできていない。いまのところ局所性ジストニアの病因は明確にはなっていないが，大脳における運動，姿勢の調節に関するプログラム異常が考えられている。

斜頸の姿勢は患者によって異なり，頭部の回旋，側屈，前後屈や肩挙上，側彎などがさまざまな組み合わせで伴っている。また，頭部振戦や筋肉痛が主症状となる場合もある。したがって，斜頸は一般的にspasmodic torticollisと呼ばれるが，torticollisばかりではなく，前頸antecollis，後頸

retrocollis や側頸 laterocollis を呈する場合もある。この他に，頭部の回転の要素を持つ rotatocollis，頭部の変位はほとんどなく，単に後頸部筋の緊張が強いため，頭部を前に倒しにくいものなどがある。また，常に頭部が変位したまま固定しているもの，歩行などの動作時や精神的な緊張時のみ変位するもの，時々phasic な動きで変位を繰り返すものなどさまざまである。近年，これらをまとめて頸部ジストニア（cervical dystonia）という用語が使われるようになっている（梶 1994）。この疾患に特徴的な症候としては，顔面のある部分に手を触れる，あるいは手を触れる仕草をするだけでも頭部の変位が正中位に戻ることで，これは知覚トリック（sensory trick）と呼ばれている。この現象は生物学的な要因によると考えられるが，一致した見解は得られていない。もちろんこの知覚トリックと心因を直接に結びつけることはできない。

また，患者自身の問題としては，姿勢の異常よりも頸部の痛みが苦痛であるという場合があり，疼痛が主な愁訴になることもある。したがって，このような頸部の筋緊張に如何に対処してゆくかも大切な問題である。さらに，頸部の位置の異常からくる外観の変化によって，周囲に対して引け目を感じ，気後れをするといった，神経症状に伴う二次的な心理的問題を生じることも考慮しなければならない。なお，痙性斜頸における心理的な問題のひとつとして，stigma（汚名，恥辱）の存在が最近報告されている（Papathanasiou I, 2001）。

2. 発　症

症候性のジストニアは，後述するように多様な原因によって生じるが，特発性のジストニアにおいては，筋肉の過剰使用が発症の引き金になることがある。一定の方向に顔を向けて作業をする精密機械の製作や縫製業，同じ姿勢での仕事を繰り返すことの多い理美容業などもジストニアを生じる要因となりうる。また，特定の筋肉を積極的に鍛える場合も発症の原因となる。自験例でも，利き腕と反対側の肩から腕にかけての筋肉を鍛えて痙性斜頸の発症に至ったアマチュア野球選手や，ゴルフの練習を強迫的に行って同じように発症に至った例がある。その意味では，特発性ジストニアは職業性ジストニアにみられる「特定の筋肉の過剰使用」という要因を含んでいるともいえる。職業性ジストニアとしては以下のように多くのものが知られている(Steadman 1998)。

痙性斜頸の発症には，心理社会的な要因としての喪失体験が関与している例も多く，家族や本人にとって特に大切な意味を持つ人との死別が契機となる症例に私達はしばしば遭遇する。病前性格については，喪失体験がこの疾患の発症に関与していると想定すれば，いわゆる執着気質が多いといえるかもしれない。これは躁うつ病の病前性格で，一面では熱中性，執着性，万能的幻想として，他の極では絶望，幻滅や憂うつとして表現される。なお，Y-BOCSを用いた調査で，痙性斜頸患者は「軽度の強迫的な性格傾向」を示すことが明らかとなっている。また，斜頸症状には一般に状況依存性の変化がみられる。すなわち，精神的に緊張する場面においては，特に症状が増悪するという特徴である。したがって，社会恐怖のように対人的な緊張が元来強い場合や，うつ病を併発している際には，これらの要素が痙性斜頸の症状そのものを増悪させる可能性があり，気分障害の治療や対人緊張に対する認知的なアプローチが痙性斜頸の治療に有効とされるゆえんである。その他，ニコチンやカフェインなど筋肉の収縮に影響を及ぼす可能性のある嗜好品の摂取が発症に関与することもある。私達の経験した症例の中にも，20歳を過ぎて急に大量喫煙を始めてから痙性斜頸を発症したケースがある。なお，書痙については禁煙によって症状が改善した例が報告されている（Murase N, 2000)。

いわゆる職業痙（occupational cramp)
－Steadman's Medical Dictionary 4 th ed より－

heat cramps 熱痙攣（高温下の重労働により誘発される筋肉痙攣で，かなりの疼痛を伴う。ときに塩分欠乏，換気亢進，過度のアルコール耽溺に関連する)。＝myalgia thermica.
miner's cramps 鉱夫痙攣（発汗による過度の塩分消失に起因する痙攣)。＝stoker's cramps.
musician's cramp 音楽家痙攣（楽器演奏者の職業性ジストニアで，通常，演奏楽器名を付す)。

pianist's cramp, piano-player's cramp ピアニスト痙攣（ピアニストの指や前腕の筋肉に起こる職業性ジストニア)。

seamstress's cramp 裁縫婦痙攣（裁縫婦の指に起こる職業性ジストニア)。＝sewing spasm.

shaving cramp 理容師痙攣（理容師の手と指に起こる職業性ジストニア)。＝keirospasm；xyrospasm.

stoker's cramps 火夫痙攣。＝miner's cramps.

tailor's cramp 裁縫師痙攣（裁縫師の前腕と手に起こる職業性ジストニア)。＝tailor's spasm.

typist's cramp タイピスト痙攣（タイピストの手の長屈筋に主に障害を起こす職業性ジストニア)。

violinist's cramp バイオリン奏者痙攣（バイオリン奏者の弦を押さえる側の手の指，ときに弓をひく側の腕に起こる職業性ジストニア)。

waiter's cramp 給仕人痙攣（給仕人の背中および利き腕の筋肉の痙攣を特徴とする職業性ジストニア)。

watchmaker's cramp 時計工痙攣（レンズを眼の位置に保持することによる眼輪筋の痙攣，および時計修理の細かい動作に起因する手の筋肉の痙攣を特徴とする職業性ジストニア)。

writer's cramp 書痙（主として利き手の母指と次の２本の指の筋肉に起こる職業性ジストニアで，過度の筆記用具の使用により誘発される)。＝dysgraphia；graphospasm；mogigraphia；scrivener's palsy.

3．診　　断

日常診療で私達が扱う痙性斜頸の多くは特発性ジストニアに含まれるが，遺伝性の斜頸や薬物に起因する遅発性ジストニア（tardive dystonia）として生じるもの，多様な疾患に続発または合併するものなどがある。

ジストニアの鑑別診断としては

1）特発性捻転性ジストニア

思春期に多く成人にまで広い年代に発症し，多くは亜急性に，ジストニア姿勢，随意運動障害が出現する。病因として，大脳基底核の障害が想定されているが明らかではない。また発症要因，増悪因子として心理・社会的要因が関与しているとされている。痙性斜頸は書痙，Meige 症候群の一部とともに身体の一部に限局した特発性捻転ジストニアと考えられている。

2）遺伝性ジストニア

3）症候性ジストニア

ジストニアを原因別に分類すると（Harding AE, 1993）

（1）特発性（原発性）（おそらく全身性，体節性，局所性）
- （a）常染色体優性
- （b）X 染色体連鎖劣性
- （c）非遺伝性（全身性・体節性の 15％以下，局所性でより多い）

（2）他の遺伝性優性ジストニア症候群
- （a）ドーパ反応性ジストニア
- （b）ミオクローヌス性ジストニア
- （c）発作性ジストニア
  - i）運動誘発性
  - ii）舞踏病アテトーゼジストニア

（3）2 次性（症候性）ジストニア
- （a）遺伝性代謝性疾患
  - GM 1 ガングリオシドーシス
  - GM 2 ガングリオシドーシス
  - ホモシスチン尿症
  - セロイドリポフスチン沈着症
  - Niemann-Pick 病C型
  - Leigh 病*
  - ミトコンドリア脳症*
  - Lesch-Nyhan 病

Wilson 病*

（b）他の遺伝性疾患

若年性ハンチントン病

進行性淡蒼球変性症

Ataxia telangiectasia

（c）薬剤性ジストニア

急性ジストニア反応

慢性晩発性ジストニア

（d）後天性の中毒性，代謝性，感染性などによる全身性ジストニア

アテトーゼ様脳性麻痺*

無酸素脳症*

急性ウイルス性脳炎*

頭部外傷*

中毒性（シアン化合物，メタノールなど）*

（e）後天性の片側ジストニア

脳卒中*

外傷*

腫瘍*

脳炎

動静脈奇形

視床切除術後

*CT で大脳基底核の low-density で示される病変と関係していると考えられているもの。

なお，症候性ジストニアには以下の特徴がある。

a　Wilson 病：Kayser-Fleischer 角膜輪や振戦，構音障害が見られる。血清のセルロプラスミン低値。

b　脳血管障害：被殻・淡蒼球の梗塞，出血で急性発症する。顔面や上肢などに限局することが多い。

c　薬物中毒：向精神薬によるものが多く，分裂病などで服薬中に急性・亜急性に発症する。斜頸や肩・上肢のジストニアが多い。

d　脂質代謝異常：成人型 GM 1 gangliosidosis，Niemann-Pick 病 C 型などが主なもの。筋固縮を主徴とするジストニアで，随意運動障害，構音障害が著しい。

e　Huntington 病若年型：頸部，肩，上肢にジストニア姿勢を生ずることがある。

f　脳性麻痺：全身のジストニア姿勢，ジストニア運動，しかめ顔，構音障害を主徴とする。アテトーゼが混在することがある。

g　ドーパ反応性ジストニア：L-dopa が有効な若年性パーキンソニズムの中に内反尖足，斜頸，脊椎彎曲などジストニアの症状が身体の一部にみられるものがある。

なお，遺伝性進行性ジストニア（瀬川病）は，10 歳以前に発症し疲労により下肢，軀幹のジストニアを生じる。また，著明な日内変動を呈し，L-dopa が著効を示す良性の疾患である。

痙性斜頸の診断に必要な検査としては，精神症状も含めた病歴や現症，投薬歴，一般血液生化学，尿検査の他に，

1）頭部の MRI，SPECT（特に基底核の異常所見に注意する）
2）脊椎のレントゲン（二次的に側彎を生じていることあり）
3）表面筋電図（胸鎖乳突筋，頭板状筋や僧帽筋）
4）血清セルロプラスミン，白血球リソソーム酵素

などの検査を行う。なお，心理社会的な背景，とくに対人的な葛藤や職場や学校などでの適応状況も調べておく。

薬物誘発性の斜頸

薬剤性のジストニアについては，Burke RE（1982）らによって抗精神病薬の投与開始時に生じる急性ジストニアと遅発性ジストニア（tardive dystonia）の概念が提唱された。彼らによる tardive dystonia の診断基準は，

1）chronic dystonia 存在
2）dystonia に先行する抗精神病薬の投与
3）臨床的または検査所見による続発性 dystonia の除外
4）dystonia の家族歴のないこと

である。なお，薬剤性のジストニアの治療は困難とされるが，非定型抗精神病薬のように，錐体外路系の有害作用の少ない薬物が従来のＤ２ブロッカーに代わって近年広く処方されつつあり，薬剤性の痙性斜頸は減少するものと期待される。

また，斜頸との鑑別診断が必要な疾患，すなわち偽性斜頸と呼ばれるものの原因は以下のとおりである。

偽性斜頸の原因（梶 1996）

１．整形外科疾患
- 回旋性環軸椎亜脱臼（rotational atlantoaxial sub-luxation）
- 靭帯欠損・緊張低下（laxity）・損傷
- 頸椎椎間板ヘルニア
- Klippel-Feil 症候群
- 後天性骨異常（変性・感染・腫瘍）

２．神経疾患
- 後頭蓋窩腫瘍
- 脊髄腫瘍を伴う脊髄空洞症
- Chiari 奇形
- 局所性けいれん
- Bobble-head doll 症候群（第III脳室嚢腫を伴う）
- 外眼筋麻痺，斜視
- 眼球運動失行を伴う頭部偏倚
- 半盲
- 先天性眼振
- 点頭てんかん

３．その他
- 小児の食道裂孔ヘルニア（Sandifer 症候群）
- 先天性筋損傷（外傷・出血・腫瘍）
- 子宮内姿勢異常
- 「急性斜頸」を来す局所性疾患（リンパ節炎など）
- 小児の発作性斜頸
- 急性炎症性斜頸

・迷路障害

4．評価法

近年，ボツリヌス治療の臨床試験に JKC Tsui（1986）の評価法が用いられており，斜頸の重症度を評価する方法として一般的になりつつある。症例を共有し，さらに有効な治療法などについての議論のためにも，治療経過の客観的な評価は是非とも必要で，私達の教室でもこの尺度を用いて斜頸の重症度の評価を行っている。Tsui スコアで 15 点前後が中等度以上の重症となるのではなかろうか。

Tsui の評価尺度（JKC Tsui, 1986）

A．偏倚の大きさ

回旋（0＝なし，1＝＜15°，2＝15〜30°，3＝＞30°）
側屈（0＝なし，1＝＜15°，2＝15〜30°，3＝＞30°）
前屈/後屈（0＝なし，1＝軽度，2＝中等度，3＝高度）

合計点＝スコアA

B．持　続

1＝間欠性，2＝持続性

C．肩挙上

0＝なし，1＝軽度で間欠性，2＝軽度で持続性，または高度で間欠性
3＝高度で持続性

D．頭部振戦

重症度（1＝軽度，2＝高度）
持　続（1＝間欠性，2＝持続性）
重症度×持続＝スコアD

| 総合スコア＝［A×B］＋C＋D |（0～25点）

わが国の臨床試験で用いられた方法は，Tsuiの評価法の原法とは若干異なり，回旋と前後屈を4段階（0-3）から5段階（0-4）とし，体軸の偏倚として側彎も加えられていた。しかしながら，これらの評価法では痛みなどのしばしば患者の主訴となる症状が評価されないため疾患の重症度を必ずしも反映しているとはいえず，患者によっては複数の斜頸姿勢を有する場合もあり，また治療過程での斜頸姿勢の変化を点数化することはできない。さらに，症状の経過に日内変動の見られることもあり，どの時点（1日のうちで最も悪いまたは最も良い）での評価にするかを一定しておく必要もある。なお，海外ではこの他にも詳しい尺度が作られている。

5．経　過

痙性斜頸は発症時期がはっきりしないことも多く，病歴をとる場合でも発症時期の特定にはしばしば困難を伴う。「頸の傾きを他人に指摘されて」，あるいは「自分で鏡や写真を見て」気付くという例も少なくない。また，「寝違え」と勘違いするなど頸部の痛みが先行する場合もある。一般に進行は緩徐であるが，最初の3～5年は進行することが多い（野元 1999）。初期に受診した場合には3ヵ月程度の入院治療でほぼ症状消失を見る場合も少なくない。報告例からも，発症後数年間の観察期間の間に10～20％は自然軽快して部分的にあるいは完全に症状が消失する場合もある（Jahanshahi M 1990，Friedman A 1986）。ただし，軽快しても3～5年後に再発することもあり，約 1/3 の症例では再発時に顔面，顎，上肢，体幹などの部位へ広がるとされる（野元 1999）。私達の経験でも，いったん軽快して退院となった後，しばらくは良い状態を維持するものの，その後経過が思わしくない例を少なからず見かける。軽快や増悪を自然経過として考える立場もあるが，そこに何らかの要因を発見することが治療につながると考え，生活上の変化や心理社会的な因子の関与を検討してゆくのが心療内科の伝統的な立場でる。特に，本人の社会適応上の問題を取り上げることは，この疾患の治療のために役立つと考えられる。ジストニアの症状が対人的な状況によって変化するこの疾患では，対人緊張の強い人には社会生活そのものが著しく負担であり，「社会恐怖」や「うつ病」を伴っている場合にはこれらの疾患の治療が必須となる。このような場合の治療法としては，SSRIs などの抗うつ薬や認知行動療法が有効とされるが，いずれにしてもこれらの疾患の合併の際には，心理社会的な影響を考慮しつつ長期的な治療を覚悟して経過観察してゆくことが肝要であろう。

6．患者や家族への説明

1）心因の関与と治療可能性の説明について

痙性斜頸はその多くが特発性であり，しばしばはっきりとした誘因がないまま発症するため，患者や家族としては戸惑う場合が多い。しかし，患者自身で何らかの心因の関与に気付いていることもある。ただし，この際に心因の関与については否認することが少なくない。なぜなら，心因の存在は精神疾患や精神病につながると考える傾向が一般的にみられるからである。たとえ心因の関与について治療者が説明しても「私は精神病ではない」と気分を害して心因の存在を強く否定したり，「私は精神病なのですか」と問われることすらある。心因については喪失体験との関連での報告もある。しかしながら，心因の関与についての説明は，「精神的な緊張や疲労が斜頸の症状と関係する場合もある」など患者や家族に無理なく受け入れられる程度にしておくのが良いと思われる。

大脳基底核の病変が想定されているとはいえ，医学的に病因論が確立されていない現状では，「この病気の原因は不明であるが，治療によって改善する場合もある」と患者や家族に理解してもらうことも必要である。ただし，ドーパ反応性ジストニアのように薬物に反応するものも知られており，また証拠は十分ではないものの経験的にはバイオフィードバックによって軽快する例も少なからずある。さらに，うつ病との合併例においては，抗うつ薬がうつ病とともに斜頸症状に対しても奏功する場合があり，この点の説明も大切である。また，一定の割合で自然軽快することも報告されている。ただし，病歴が長きにわたる際には経験上は著しい改善を期待するのは困難と考えられるので，このような理解を得る必要もある。しかしながら，最近ではボツリヌス菌の筋肉注射などの対処療法が可能になり，たとえ長期の罹患例においても一定期間の症状の改善を望めるので，筋肉注射に対しての本人の希望があれば，このような処置も患者には有益であろう。場合によっては手術適応となることもある。薬物療法やバイオフィードバックでの治療に確実な手応えがないと治療を放棄する患者も時には見掛ける。しかし，斜頸の程度にもよるが，本人の抱える身体的，心理的な苦痛や社会的な機能の障害はいずれにしても治療の対象となる。治療者としては，効果の得られそうな方法を模索しながら，個人個人にとってより良き方法を患者とともに探してゆく姿勢が大切ではなかろうか。

2）Stigma（汚名，恥辱）の存在を治療者が理解すること

斜頸は頭位の異常や頭部の不随意運動であり，外観上の変化から対人的な交流に障害を及ぼす可能性を持つ。実際に，対人的な交流に対する恐怖感から，引きこもりや二次的な抑うつを引き起こすことも少なからずある。Papathanasiou I（2001）によると，イギリスで100人の斜頸患者に自己記入式の質問紙で調査をしたところ，大多数の斜頸患者にとって自分の病気はstigmaであると理解されていた。しかもその程度は，「かなり」または「ひどく」であった。そして，このstigmaによって患者は社会生活や，個人的な生活，さらに職業生活にも影響をうけていることがこの研究で見出された。これらの結果は，わが国でも大きな違いはないと考えられる。周囲の視線や価値観を重視する，あるいは他者配慮的な文化的特徴を持つわが国では，明らかな外観の変化は，本人の価値を傷つけかねないものとして対人的な場面での著しい葛藤を引き起こしうるとも考えられる。私達の経験から

も，斜頸症状の改善が今ひとつ思わしくないケースでは，それまで続けていた営業や経理の職場から比較的対人的な緊張関係を生じにくい寮母，寮父となった例，退職して家事手伝いをしている例などがある。症状の改善はもちろん大切であるが，しかしそれと同等，あるいはそれ以上に，症状が本人にもたらすこのような外観の変化による心理的な負担を治療者が理解することが重要なのではなかろうか。そして，本人にとってのstigmaを少しでも軽減することに我々は配慮しなければならない。さらに，抑うつや不安をはじめとするstigmaによる二次的な精神症状にも気をつける必要がある。場合によっては，これらの精神症状についての薬物治療も考慮しなくてはならない。要は，この疾患を扱うに際しては，発症要因とともに治療においても，心理社会的な背景を十分に視野に入れる必要があるというところであろうか。

文 献

1）梶　龍児：痙性斜頸. 今日の神経疾患治療指針 p 545 医学書院, 1994
2）梶　龍児, 目崎高広：痙性斜頸, 頸部ジストニア. ジストニアとボツリヌス治療. P 83 診断と治療社 1996 年
3）野元正弘：頸部ジストニア（痙性斜頸）日本臨床別冊 領域症候群 27 神経症候群. 122, 1999
4）A.E. Harding：Movement disorders. Brain's Diseases of the Nervous System 10 th ed John Walton Oxford Medical Publications p 408, 1993
5）Burke RE, Fahn S, Jankovic J, et al：Tardive dystonia：late-onset and persistent dystonia caused by antipsychotic drugs. *Neurology* 32：1335, 1982
6）Friedman A, Fahn S：Spantaneous remissions in spasmodic torticollis. *Neurology* 36：398, 1986
7）Jahanshahi M, Marion MH, Marsden CD：Natural history of adult-onset idiopathic toriticollis. *Arch Neurol* 47：548, 1990
8）JKC Tsui, A Eisen, AJ Stoessl, et al：Double-blind study of botulinum toxin in spasmodic torticollis. *Lancet* 245, 1986
9）Murase N, Kaji R, Sakamoto T, et al：Nicotine-sensitive writer's cramp *Mov Disord* 15：1276, 2000
10）Nakashima K, Kusumi M, Inoue Y, et al：Prevalence of focal dystonias in the western area of Tottori Prefecture in Japan. *Mov Disord* 10（4）：440,

1995
11) Nutt JG, Muenter MD, Melton LJ 3 rd, et al：Epidemiology of focal and generalized dystonia in Rochester. *Mov Disord* 3：188, 1988
12) Papathanasiou I, MacDonald L, Whurr R, et al：Perceived stigma in Spasmociic Torticollis. *Mov Disord* 13 (2)：280, 2001
13) Soland VL, Bhatia KP, Marsden CD：Sex prevalence of focal dystonia. *J Neurol Neurosurg Psychiatry* 60 (2)：204, 1996
14) Steadman's Medical dictionary, 4 th Ed, 1998

C．その他（脳血流など）

1．痙性斜頸と脳血流所見

a．核医学の進歩と脳血流測定

近年の核医学の進歩によって脳機能画像検査が可能となり，PET（positron emission tomography），SPECT（single photon emission computed tomography）fMRI（functional magnetic resonance imaging）などの検査により脳内の神経細胞の活動が推定できるようになった。中でもSPECTは比較的安価で，大学病院やその他の専門病院においては脳機能検査としてルーチンに利用できるだけの普及がなされつつある。SPECT装置は，体内に分布する放射性同位元素（RI）から放射されるsingle photon（単光子）γ線を位置およびエネルギー信号として検出するγ線検出器と，γ線の入射方向を決めるコリメーターからできている。これらの検出器を被写体の周囲に配置して被検体からのγ線を検出し，投影データを測定してRI分布の断層像を得る。脳循環代謝評価に用いられる放射性薬剤としては，古くは133 Xe，その後123 I-IMP，99 mTc-HM-PAO，99 mTc-ECDなどが用いられている。SPECTによる厳密な意味での脳血流量値の定量的測定は困難であるものの，脳循環病態の解析は脳の病態解明にとって極めて有用である（上村 1999 a）。

b. 脳の血液循環とその調節

脳循環の調節は，他の内部環境の変化（覚醒や意識水準の変化，体温調節，電解質，浸透圧の調節など）とともに外部環境の変化に応じて反射性に調節されている。代表的なものはいわゆる圧受容器反射で，臥位から座位や立位に体位変換をするときに，脳循環（特に前頭部の血流）を維持するための全身循環の反応がみられる。

組織学的研究により脳血管にはノルアドレナリン，アセチルコリン，セロトニンや神経ペプチドを含む神経が多数分布することが証明され，脳の局所血流の調節にこれらの神経も重要な役割を果たしていると考えられるようになった。例えば，アルツハイマー病では，脳の中のマイネルトの前脳基底核とよばれる部位から大脳皮質に投射するコリン作動性神経が変性脱落することが知られている。また，最近になって大脳皮質に投射するコリン作動性神経が血管拡張性の機能を持っていることが明らかになってきた（佐藤 1996)。この他に，従来から知られている交感神経性の血管収縮のメカニズムや副交感神経（顔面神経）による血管拡張のメカニズムがすでに明らかになっている。

しかしながら，一般的には，脳局所血流は脳局所組織の代謝産物によって調節されると考えられてきた。すなわち，神経細胞の代謝産物であるカリウム，水素，NO，CO，アデノシンなどが脳血管を拡張するとされている(中井 1996)。もちろん，動脈圧や動脈血ガス圧の変化にしたがって受動的に血管が拡張する機構も存在する。

c. 脳のエネルギー代謝と虚血の影響

脳はエネルギー代謝の活発な器官である。重量は体重の2％程度であるが，脳酸素消費は安静時の全酸素消費の20％にも達する。成人の場合，生理的状態での脳のエネルギーはほとんどグルコースの酸化代謝によって支えられている。脳組織ではグリコーゲンなどの代謝基質の貯蔵はほとんどなく，脳はグルコースと酸素の供給を常に必要としており，虚血に対して非常に弱い。また，脳のグルコース代謝量は部位によって著しく異なり，機能活動の増加に平行してその部位の代謝活性が増加する。このことは，脳局所の機能活動はその組織のグルコース代謝量などから推定可能であることを示している。なお，脳のエネルギー消費の大部分は，神経細胞の膜電位維持のためのイオンの能動輸送と，シナプスでの信号伝達系に用いられると考えられる。したがって，脳虚血時のようにグルコースおよび酸素の供給が低下してエネルギー産生が消費を下回るようになると，神経細胞は膜電位を維持できなくなり，電気的伝達機能が容易に失われる。ATP の減少が著しくなるとイオンポンプの機能も低下して細胞内外のイオン濃度の恒常性が失われる。とくに，細胞内のカルシウムイオン濃度の増加は種々の加水分解酵素系を賦活化するなどのために，細胞構造物の崩壊を引き起こし不可逆的組織障害すなわち虚血性脳組織壊死に至ると考えられる（上村 1996 b）。低酸素脳症による大脳基底核病変は，尾状核，被殻，淡蒼球，時に視床が障害され，線条体（尾状核，被殻）に限局する場合や淡蒼球に限局する場合などが多い（天野 1998）。

d. 痙性斜頸と基底核障害

器質的な原因で起こる運動障害のうち，錐体外路障害による運動麻痺や小脳障害による運動失調は臨床的にも診断が容易で，しかもその責任病巣は CT や MRI などの形態画像でも，また剖検によっても明らかとなることが多い。反面，大脳基底核障害による不随意運動や姿勢異常の臨床像は多彩で，鑑別困難なことがしばしばあり，かつ形態画像や病理学的検索によっても，責任病巣を明らかにしえないことが少なくない（加藤 1995）。岩田（1995）は，ジストニアを主徴とする 20 症例の MRI において，基底核領域，とくにレンズ核領域の T 2 強調画像を検討し，3 例では異常所見を認めなかったが，残りの 17 例では，被殻，あるいは淡蒼球，あるいはその両者に異常所見を認めた。また，症候性ジストニアにおいてはそのほとんどが淡蒼球と被殻の双方に異常が認められる（putamino-pallidal abnormality group）ことを見出した。海外においてもジストニアの基底核障害の所見が報告されている。28 人の脳腫瘍，動静脈奇形，脳梗塞や脳出血などによる腕や脚のジストニアの患者をCTで調べ，ジストニアと反対側の尾状核やレンズ核（特にputamen），視床が障害されていた（Marsden CD, 1985）とするもの，22人の片側ジストニア患者の頭部CTを調べて，73%に大脳基底核の障害か片麻痺の既往を認めた報告（Pettigrew LC, 1985），視床あるいは視床近傍に病変を伴った運動障害を報告した63例（局所性ジストニア19例を含む）を調べて，淡蒼球や黒質からの視床への回路がこれらの疾患に影響していることを指摘した（Lee MS, 1994）ものなどがある。

e．痙性斜頸の脳血流所見

特発性ジストニアと脳血流変化の報告は幾つかみられる。10例の特発性頸部ジストニアの患者を11人の健常コントロールと比較して，I-123 epidepride（D 2受容体に親和性のあるマーカー）とI-123 βCIT（ドーパミントランスポーター）を用いたSPECTで，epidepride のみ両側の線条体でコントロールに対して有意に減少していた。この事実より頸部ジストニアにはdopamine の postsynaptic mechanism の障害が含まれており，結果として視床皮質刺激の脱抑制となる運動回路の経路における障害を示唆した（Naumann M, 1998）。また，10例中9例の斜頸において，D 2 receptor に高い親和性を持つリガンドであるiodobenzamide（IBZM）を用いたSPECTで，線条体背側部に統計的には有意ではないがIBZMの取り込みの減少がみられた（Becker G, 1997）。また，斜頸と一側の線条体血流低下の症例を報告したもの（Besson JA, 1988）もある。

さらに，薬剤性のジストニアであっても大脳基底核の脳血流の障害が起こることを，私達は臨床的に経験しているので，特発性に限らず大脳基底核がジストニアの共通の病変である可能性は高いと考えられる。私達は，線条体や視床の血流低下を示す痙性斜頸の症例を，この他にも数例経験している。過去の報告とあわせて考えてみても，大脳基底核における血流低下が検出できなくともそれは検査法上の限界かもしれず，検査で十分にとらえきれない異常がこの部位に存在する可能性は高いと思われる。このような観点から，大脳基底核の機能的な変化に対する薬物治療も含めた生物学的なアプローチが今後注目されるべきかもしれない。

局所の脳血流低下所見は，先にも述べたように，その部位の神経細胞の活動性の低下の結果と考えられる。一方，慢性脳梗塞患者の意欲低下や抑うつなどの精神症候や頭痛，頭重感やめまいといった自覚症状の改善に脳血流改善効果を持つ Ca 拮抗薬などが使われることがあり，治療効果を認めた例も報告されている（酒寄 1998）。同様の類推から，中枢神経細胞の機能低下に対して脳血流改善薬が効果を持つことが予測される。私達は，脳血流改善作用を持つ aniracetam や nilvadipine が痙性斜頸のある症例に対しては効果を持つことを経験している。

f. 症例呈示

脳血流改善作用のある aniracetam や nilvadipine などの薬を用いて痙性斜頸の治療に成功したケースを以下に示す。Aniracetam は脳血管障害に伴う精神症状改善薬で，薬理学的に，脳のアセチルコリン系神経賦活作用，シナプス伝達効率の改善作用，脳エネルギー代謝改善作用などがあるとされている。また，多発性脳梗塞後遺症や脳血管性痴呆などの情緒障害（抑うつ，不安，怒り）や睡眠障害の改善，進行性核上性麻痺などの神経障害についてもその有効性が報告されている。一方，nilvadipine は本態性高血圧症とともに脳血流障害に基づく精神症候に対して適応を持っていた Ca 拮抗薬である。症例 1 では，aniracetam を通常用量の 400 mg/日投与して，症例 2 ではこれに常用量の nilvadipine 4 mg/日を追加投与して良好な結果を得た。

【症例 1】

患者：31 歳，女性，教育職

主訴：頸が左を向く

既往歴：過換気症候群（26 歳）

生活歴：睡眠，食欲は良好。飲酒は 4 年前までの社交時のみで，時々大量飲酒となるも現在は禁酒。喫煙はしない。月経は規則的であるものの息苦しさ，動悸，倦怠感などの月経前症候群の症状を認めた。

現病歴：初診 4 ヵ月前より字を書いたりワープロの画面を見ると徐々に頭が左側に向くようになった。その後，近医精神科・神経内科にて bromazepam を投与されたが効果はなかった。2 ヵ月後に地元のメンタルクリニックを受診。抗うつ薬，抗不安薬を処方され，気分は良くなったものの頸部症状は何も変化しなかった。近医整形外科での頸椎CT，頭部CTでは何れも異常を認めなかった。X年某日当科受診となった。

治療経過

当初，etizolam 3mg/日，eperisone hydrochloride 150mg/日にて経過観察するもほとんど改善がみられなかったため，初診から3週間後よりaniracetam 400mg/日を投与開始したところ，その後1～2週目頃より斜頸症状は徐々に改善し，投与後4週間までには初診時のTsuiスコア14点が8点に，8週間後には3点となり，合計12週間処方したもののその後は外来通院の必要はなくなり，以後1年以上頸部症状は出現することなく経過している。

【症例2】

患者：22歳，女性，工場勤務

主訴：頸が右を向く（正面に戻らない）

既往歴：虫垂切除術（14歳）

生活歴：睡眠，食欲は良好。飲酒は社交時のみ。喫煙はしない。

コーヒーを2杯/日飲む。月経は規則的。

現病歴：初診7ヵ月前に職場の同僚に頸が右に曲がっているのを指摘された。近医整形外科を受診するも肩こりがあるといわれて内服薬，湿布薬を投

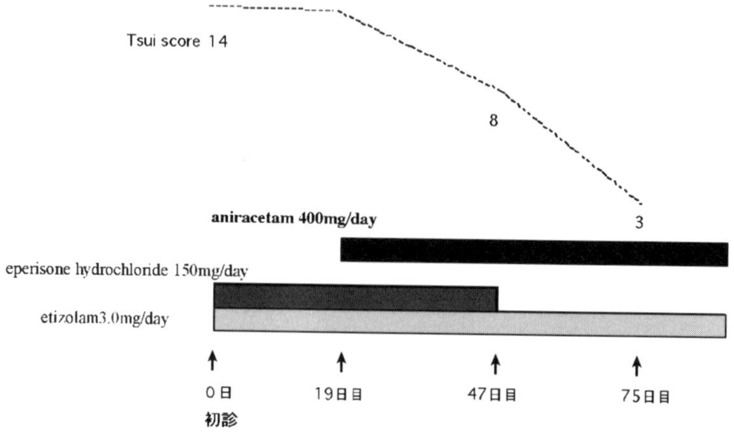

症例1　臨床経過

与され症状は改善しなかった。その後1ヵ月で頸はまっすぐに戻らない状態となった。整骨院，整体などの民間医療をうけるも変化なく，1ヵ月余り仕事を休んで自宅療養し，その後，紹介にてY年某日当科外来受診となった。

治療経過

初診40日目より4.5ヵ月間入院し，バイオフィードバック治療と薬物療法にて自覚症状で7割程改善して退院となった。しかし，退院後Tsuiスコアが8点からほとんど変化しなかったため，それまでの投薬にaniracetam 400 mg/日，さらに，nilvadipine 4 mg/日を追加したところ半年余りの経過で次第に斜頸症状は改善し，Tsuiスコアは0～2点にまでなった。日常生活上も全く支障はなくなり，その後半年の経過で内服薬を漸減した。

症例1ではaniracetamの追加によって，症例2ではaniracetamにnilvadipineを加えることによって，それまで難渋していた痙性斜頸の症状を著しく改善することができた。局所性ジストニアにおいては，大脳基底核の病変が想定され，同部位の血流低下が報告されているものの，未だに有効率の高い薬物は知られていない。これらの症例から，コリン作動性の脳循環（代謝）改善薬であるaniracetamや，脳血流増加作用を持つことが知られているCa拮抗薬であるnilvadipineが，大脳基底核の機能低下の結果二次的に生じていたと考えられるこの部位の局所血流低下の改善を通して，ジス

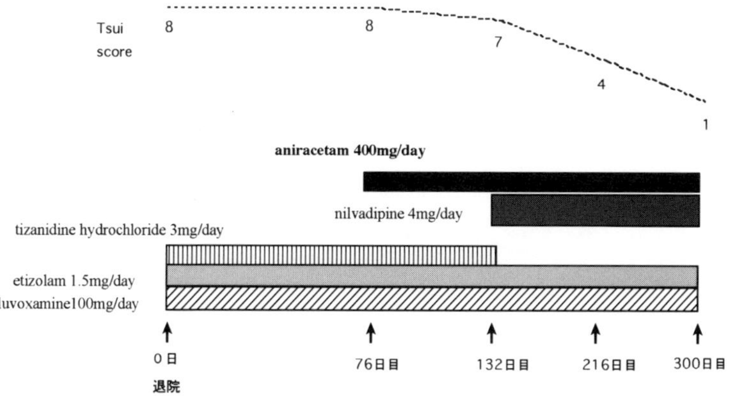

症例2　臨床経過

トニアの神経症状そのものの改善につながった可能性のあることが示唆された。

しかしながら，aniracetamは再評価を目前にした発売元の臨床試験で，プラセボに対して有意差を得られなかったとして自主的に生産中止となっている。一方，この薬物については難治性のうつ病や，進行性核上性麻痺などのある症例に対して効果を示すことが報告されており，これらの難治性疾患の治療薬としての希少価値を持つといえる。我々も痙性斜頸に対してこの薬物の臨床試験を提案するまでには至らなかったが，このような薬は一種のオーファンドラッグ※として残していくべきかもしれない。

なお，nilvadipineについてもこれまで「脳梗塞後遺症に伴う脳血流障害に基づく精神症候（睡眠障害，自発性低下，情緒障害）の改善」の適応を持っていたが，メーカーの自主的な市販後再評価により，プラセボと有意差が出せず適応の削除を申請することとなった。いずれにしても，原因や治療法が明らかとなっていない痙性斜頸のようなある意味での難治性疾患に対して治療効果を得られる可能性のある薬については，別枠で適応を確保する手段を模索しなければならないのかもしれない。

このように，脳血流低下を示す痙性斜頸に対しては脳血流改善薬が治療効果を持つ可能性がある。なお，私達は，SPECTで対側視床の血流低下を示した別の局所性ジストニアである書痙の症例についても，バイオフィードバックでの治療と併用してnilvadipineを投与した結果，脳血流所見の正常化とともに臨床症状も改善したケースを経験している。

※　オーファンドラッグ（orphan drug）：希少疾病用医薬品

2．うつ病との合併など

a．うつ病との合併

最近の気分障害を扱う国際的な会合でよく取り上げられる話題の中に，一般社会の中のうつ病の罹病率がある。97年に発表された大規模な研究（DEPRES）によれば，ヨーロッパ6ヵ国（ベルギー，フランス，ドイツ，オランダ，スペイン，イギリス）での78,463人を対象にしたうつ病の疫学研究の結果，一般社会におけるうつ病の6ヵ月間の期間有病率は17.0%（大うつ病6.9%，小うつ病1.8%，抑うつ症状8.3%）であった。うつ病のスクリーニングには，構造化面接であるMINIを用いており，妥当性は高く，信頼に足る研究である。うつ病患者のうち，医療機関を受診しようとしたものは57%であったが，受診者の中での精神科受診率はわずか9%で，プライマリーケア医が50.6%，その他の専門医が12.3%，心理カウンセラーが8.3%という結果であった（JP Lépine, 1997）。さらに，後に行われた米国における調査でもうつ病の有病率はほぼ同様であった。

一方，我が国では，未だにうつ病の大規模な疫学研究は発表されていない。公衆衛生学的な観点からも，本邦におけるこの研究が急務であることに疑いはない。疫学研究は疾患研究の基本であり，国立の疫学研究機関がうつ病の大規模な調査を是非行う必要がある。厚生労働省による医療機関受診を元にした調査は，我が国の一般社会のうつ病罹患率を反映していないようである。本邦においても，うつ病患者の医療機関受診率や，プライマリーケアを含めた医療機関でのうつ病の診断率は必ずしも満足なものとは考えにくいからである。

なお，参考までに2000年度の九州大学心療内科の外来新患においては，うつ病患者の割合は合併例も含めれば4割以上に達する。そして，およそ4分の3のうつ病患者においては，不眠，食欲低下，頭痛，下痢などの身体症状が主な愁訴となっていた。一般社会において想定されるうつ病の有病率を考えた場合，うつ病患者が一般内科や他の専門科などを受診しても，検査にて異常なしとされ，心療内科に多数訪れるのは不思議のないことかもしれない。

痙性斜頸のような神経疾患がうつ病と合併することも知られており，パーキンソン病では40%の合併率と考えられている。Wenzel T（1998）は，痙性斜頸とうつ病の合併は，大うつ病の25%を含めて全体で34%にみられたとした。なお，パニック障害との合併は29.5%であった。一方，発症における心理社会的側面を考慮した，柏瀬の「昇進斜頸」や「転勤斜頸」（柏瀬1998）の考え方は，一般的によくいわれる「昇進うつ病」や「転勤うつ病」

という表現と比較するといかにも示唆的であり，この疾患とうつ病の発症における類似性を言い当てている。私達の経験からも痙性斜頸とうつ病の合併率は，最近3年間の入院に限れば50%以上であり，また抗うつ薬の奏功によってうつ病と斜頸症状が同時に改善して行く場合も少なからずある。以上のような事実は，この疾患とうつ病との関連の重要性を物語っている。

なお，うつ病では前頭葉，側頭葉，辺縁系，基底核等に，びまん性で可逆性の血流低下所見がみられる（George MS, 1993, Goodwin GM, 1996)。

b．強迫性

痙性斜頸患者が軽い強迫傾向を持つことはY-BOCS（Yale-Brown Obsessive Compulsive Scale）を用いたこれまでの報告で明らかになっている（Bihari K, 1992)。また，痙性斜頸の6.8%に強迫性障害を合併するとの報告もある（Wenzel T, 1998)。我々の臨床経験でも斜頸患者の強迫性はしばしば経験するところであり，比較的よく改善したケースであっても，本人は「完全に良くなる」ことを求めて不満足なまま入院治療を終える場合が多い。客観的には症状が改善していても，ある程度の改善では納得しない，あるいは妥協しない例が多く，この疾患に特徴的な心性とも考えられる。一方，強迫性障害の症例においては，痙性斜頸などのジストニアで病変が想定されている大脳基底核に病変がみられたとする報告もあり，神経精神医学的な観点からも局所性ジストニアとの関係は興味深い。もし，共通の病態であるならば共通の治療薬が使える可能性もあり，この点で強迫性障害に効果のあるとされるSSRIsなどの薬物はジストニアの治療薬として今後試されるべきかもしれない。なお，強迫性はうつ病とも深い関連がある。

c．攻撃性

柏瀬は痙性斜頸の3分類の中で，病前性格としての攻撃性の特徴づけも行っている（柏瀬 1998)。すなわち，潜在性の攻撃性をⅠ型，顕在性の攻撃性をⅡ型，両立をⅢ型としている。さらに，適応様式からⅠ型を過剰適応型，II型を不適応型，III型を使い分け型として分類している。私達の臨床経験でも，痙性斜頸の病前あるいは病中性格としての攻撃性を認めることが少なからずあり，興味深い分類といえよう。なお，攻撃性については，うつ病患者における攻撃性の亢進と「怒り発作」の報告がある。うつ病患者ではおよそ30-40%に「怒り発作」を伴うが，その50-70%程度はSSRIsやimipramineによるうつ病の治療により消失する（Fava M, 1999）。また，怒り発作はうつ病が重症であるほど生じやすくなる（Kemal S, 2000）。なお，生来の攻撃的欲求はクロニンジャーの性格3次元すなわち，新奇性探求（novelty seeking），危険回避（harm avoidance），報酬依存（reward dependency）のうちの新奇性探求や，Zuckermanのセンセーション・シーキング（SS）に通じるものであり，この新奇性探求の傾向が著しく高い場合には興奮を求め，衝動的，浪費的，反秩序的思考などが認められる（福島，2001）。また，Papathanasiou I（2001）が指摘するように，大多数の斜頸患者はこの疾患をstigma（汚名，恥辱）と考えており，個人的な社会生活や仕事上への影響を自覚している。このため，健康な外観に対する喪失反応としての怒りが斜頸患者の性格を特徴づけている可能性もある。このように，攻撃性については，①うつ病に伴った病的な怒り，②生来性の性格的な特徴，③喪失反応としての怒りを区別する必要があると思われる。いずれにしても，怒りに対しての多面的な理解とそれぞれの原因に応じた治療的アプローチが必要となる。

私達が大学病院で治療している痙性斜頸患者の場合は，ジストニア症状によって社会適応から少なくとも一時的に離脱することはあるものの，一定の社会適応をしている場合が多く，社会再適応の点で苦労しながらも，攻撃性の発現につながらないような，対人的にストレスがかかりにくい職業を選択する傾向にある。

なお，攻撃性については生物学的にも前側頭葉の血流低下や前頭葉眼窩面皮質，前頭葉腹内側面皮質の機能障害が報告されているが，脳血流における恒常性維持の観点からの発現要因も考察されている（Sugahara H, 2001）。

おわりに

以上のように，痙性斜頸における脳血流所見の解明は，この疾患の生物学的な探求であり，同時にうつ病や強迫性障害，攻撃性など脳血流に影響する疾患や病像を把握する必要をも我々に意識させることにつながる。これらは脳機能画像検査技術の進歩によりもたらされた恩恵であるが，今後のさらなる核医学の発展により，脳内の伝達物質やそのレセプターの状態，そして治療による脳内の変化がさらに視覚的にかつ解析的に捉えられるようになれば，痙性斜頸の生物学的な解明や治療は一層進展するのではないかと思われる。

文　献

1）天野隆弘，鈴木重明：アノキシアと大脳基底核障害 clinical neuroscience 16：521，1998
2）岩田誠：ジストニアの構造画像 神経進歩 39：414，1995
3）上村和夫：脳循環代謝の生理の基礎知識. 脳の SPECT（上村和夫編）p.69 南江堂, 1999 a
4）上村和夫，飯田秀博：SPECT による脳循環の定量的測定の方法と問題点. 脳の SPECT（上村和夫編）p.31 南江堂, 1999 b
5）柏瀬宏隆：痙性斜頸について－三型分類の提案－ 日本醫事新報 3790：17, 1996
6）加藤元博：アテトーゼとジストニーの機能画像 神経進歩 39：403, 1995
7）酒寄　修，北村伸，三品雅洋，他：脳血管選択性 Ca 拮抗薬（Nilvadipine）投与による慢性期脳梗塞例の精神症候および非特異的自覚症状と局所脳血流量の変化について　－SPECT-ARG 法による検討－，脳卒中 19：397，1997
8）佐藤昭夫：コリン作動性前脳基底部神経細胞群による脳局所循環調節. 神経進歩. 40：554, 1996
9）中井正継，緒方　絢，玉城欣也，他：脳循環調節中枢　神経進歩　40：527,1996
10）福島　章：精神病質から人格障害へ 精神経 103（2）：124，2001
11）Becker G, Naumann M, Scheubeck M, et al：Comparison of transcranial sonography, magnetic resonance imaging, and single photon emission computed tomography findings in idiopathic spasmodic torticollis. *Mov Disord* 12：79, 1997
12）Besson JA, Ebmeier KP, Gemmell HG, et al：Brain imaging and treatment response in spasmodic torticollis. *Br J Psychiatry* 153：399, 1988
13）Bihari K, Hill JL, Murphy D：Obsessive-compulsive characteristics in patients with idiopathic spasmodic torticollis. *Psychiatry Res* 42：267, 1992

14) Costa DC, Pilowsky LS, Ell PJ : Nuclear medicine in neurology and psychiatry. *Lancet* 354 : 1107, 1999
15) Cummings JL, Masterman DL : Depression in patients with Parkinson's disease. *Int Geriatr Psychiatry* 14 : 771, 1999
16) Fava M, Rosenbaum JF : Anger attacks in patients with Depression. *J Clin Psychiatry* 60 : 21, 1999
17) George MS, Ketter TA, Post RM : SPECT and PET imaging in mood disorders. *J Clin Psychiatry* 54 (suppl) : 6, 1993
18) Goodwin GM : Functional imaging, affective disorder and dementia. *Br Med Bull* 52 : 495, 1996
19) Sugahara H : Physiological rationale of aggressive behavior : a brain blood perfusion hypothesis. *Med Hypotheses* 57 : 745, 2001
20) Jahanshahi M : Psychosocial factors and depression in torticollis. *J Psychosom Res* 35 : 493, 1991
21) JP Lépine, M Gastpar, J Mendlewicz, et al. : on behalf of the DEPRES Steering Committee. Depression in the community : the first pan-European study DEPRES (Depression Research in European Society) *Intern Clin Psychopharmacol* 12 ; 19, 1997
22) Kemal S, Yalcin G, Mustafa S, et al. : Anger attacks in depressed Turkish outpatients. *Annals Clin Psychiatry* 12 : 213, 2000
23) Lee MS, Marson CD : Movement disorders following lesions of the thalamus or subthalamic region. *Mov Disord* 9 (5) : 493, 1994
24) Marsden CD, Obeso JA, Zarranz JJ, et al : The anatomical basis of symptomatic hemidystonia *Brain* 108 (pt 2) : 463, 1985
25) Naumann M, Pirker W, Reiners K, et al : Imaging the pre- and postsynaptic side of striatal dopaminergic synapses in idiopathic cervical dystonia - a spect study using [I-123] epidepride and [I-123] beta-CIT. *Mov Disord* 13 : 319, 1998
26) Papathanasiou I, MacDonald L, Whurr R, et al : Perceived stigma in Spasmociic Torticollis. *Mov Disord* 13 (2) : 280, 2001
27) Pettigrew LC, Jankovic J Hemidystonia : a report of 22 patients and a review of the literature. *J Neurol Neurosurg Psychiatry* 48 (7) : 650, 1985
28) Wenzel T, Schnider P, Wimmer A, et al : Psychiatric comorbidity in patients with spasmodic torticollis. *J Psychosom Res* 44 : 687, 1998

II. 各　論

A．臨床心理の立場から

はじめに

痙性斜頸の発症要因として種々の原因が考えられているが，今のところ定かではない。しかし，かなりの割合で心因が強く関与しているケースがあることは衆知のとおりである[1)〜4)]。

ここでは臨床心理の立場から，痙性斜頸の発症と治療について考察する。

1．治療方法

a．対　　象

対象は，九段坂病院心療内科を受診した患者 11 例である。当心療内科は，新患受付けに対し紹介制をとっていて，すべての患者は，整形外科，神経内科，脳神経外科などから，諸検査の結果，特に異常が見られないということで紹介されている。

b．治療方法

治療は，主治医が身体的管理を行い，臨床心理士である筆者が精神療法を中心に，自律訓練法，バイオフィードバック療法などを用いた。

（1）精神療法

患者の現病歴，既往歴，生活史，家族構成，病前性格などについて聴取し，痙性斜頸発症の準備状態と発症要因を検討する。

患者の話に対しては，受容・支持しながら傾聴し，症状がいつ治るかわからないが，治る可能性は充分あることを保証する。

だが，ほとんどの患者は精神療法に対してはじめは少なからず抵抗を示す。「身体症状であるのになぜ心理的なことに要因を求めるのか。私は精神障害ではない」と。そこで，他科では特に異常がないこと，ストレスなどでも身体症状が起こり得ることを，患者が納得できるまで説明する。しかし最近では，ストレスや心身症についてマスコミでよく取り上げられているためか，以前のような抵抗を示す患者は少なくなりつつある。

いわゆる informed consent が終わると，むしろいろいろと話をしてくれる患者が多い。面接をしていくことで患者の洞察を深めていくのである。

精神療法のポイントとしては，1～2 週間に 1 回，30 分～45 分の面接時間をとった。面接は支持的に努め，無理に症状を矯正しないように指示した。概して患者は，強制的に頭頸部を正中位に戻そうとするところがある。なかには，かつて他の医療施設において，頭頸部を強制的に正中位にする訓練を受けたり牽引を受けたりした患者もいる。すると反動で，却って頭頸部の緊張を強化してしまうことになる。そこで患者への指示は，頭頸部が回転したら回転したまま，上方を向いたら向いたままでいるようにして，無理に矯正しないようにすることの重要性を説明した。しかし，実際にはこのことはなかなか難しいことで，頭では理解していても，階段の上り下りの時などではどうしても緊張して頭頸部を正中位に戻そうとしてしまうものである。

（2）自律訓練法

自律訓練法は，1932 年，Shultz, J.H. によって考案された一種の自己催眠法で，頭の中で公式化された語句を反復暗唱することにより，心身全般の変換をもたらす心理生理的な治療法である。自律訓練法による自律状態は，自己調節メカニズムをたかめると考えられ，心身症や神経症の治療に用いられている[5]。

心身症は，脳幹部の機能的偏位が関係しているといわれている。自律訓練法により，不安，緊張が軽減し，身体症状が改善されることから，Luthe, W. は，自律訓練法によって得られた特有の自律状態は，脳幹部の機能調整をより促進するリラックス状態以上の向ホメオスターシス状態である，という仮説をたてた[5)]。

痙性斜頸の患者は，リラックスしましょうといわれても，どうリラックスすればよいのかわからないものである。確かにフッと力が抜けた時は，斜頸症状が改善されることを自覚している。しかしリラックスしようとすると，却って斜頸症状が悪化してしまう。頭では，リラックスすれば症状が改善することがわかっていても，どうすればリラックスできるのかわからない。そこで，リラックスする訓練として自律訓練法は有効となる。その他，患者にとっては治療を受けた安心感にもつながる。

訓練姿勢であるが，はじめは仰臥姿勢，もしくはヘッドレスト付きの安楽椅子姿勢からはじめる。この時，安楽椅子の背もたれの傾斜を，フラットから徐々に持ち上げていくようにすると有効である。ほとんどの患者は，頭部が枕などに当たっていると斜頸症状は改善もしくは消失する。仰臥姿勢，安楽椅子姿勢での訓練を終えたら，単純椅子姿勢へと移行していく。

（3）行動療法

行動療法のなかでよく用いられ，患者に治療意欲をもたせるのがバイオフィードバック療法である。バイオフィードバック療法は，患者の筋肉の緊張度をメーターにしたり，または音や光にして患者自身にフィードバックさせ，筋緊張を自分でコントロールさせる方法である。

バイオフィードバックの方法としては，EMG，GSR，血圧，呼吸，EEGなどが用いられるが，痙性斜頸の場合は，一般的にEMGバイオフィードバック法が用いられる。

この方法は，患者の胸鎖乳突筋よりEMGを導出し，フィードバック信号を音や光に置き換えて，斜頸に特異的に生ずる筋電位の抑制をコントロールするものである。

痙性斜頸の患者は，頸がどのくらい緊張しているのかわからないものである。頸が勝手に曲がってしまい，どうしたら力を抜くことができるのかわからない。また，どのくらい緊張しているのか指標がない。このような時，EMGバイオフィードバック法を使って，自らの緊張度を認識することができるわけである。こうしてはじめて痙性斜頸患者は，自らの頸部の緊張度に対して適切な認知を回復する。ひいてはこれにより，患者は新たな治療意欲をもつことができるのである。

EMG バイオフィードバック法は，自律訓練法と併用するとより有効である。リラックスの程度をバイオフィードバックで確認し，訓練していくことで，結果的に症状改善へとつながるのである。

2．症 例

症例 1 22 歳，女性，店員

職場で一緒だった親友が，何の連絡もなく急にいなくなる。「ショック」を受け，数日後に斜頸症状が発症する。患者は，16 歳時に父親が交通事故で死亡し，四十九日法要をした夜に喘息発作を発症している。その後も喘息発作は時々あったが，斜頸症状発症後，喘息症状は消失した。患者は四人姉妹の末娘で，特に父親に可愛がられ，甘やかされて育った。

痙性斜頸発症後，某大学病院整形外科から当院整形外科を紹介されて受診した。そして特に異常は見当たらず，当院心療内科へ紹介される。治療は，精神療法を主体に支持的に努めた。初診時，他院整形外科のすすめでコルセットを使用していた。これを付けないと頸が曲がってしまい，痛くて日常生活にも支障があるとのことであった。治療を開始して約 3 ヵ月後，徐々に症状が改善し，コルセットもいらなくなった。生活の変化を聴くと，新しい友人ができ，遊びに行ったりして楽しいとのことであった。症状がほぼ消失し，治療開始 4 ヵ月後に治療を終結した。

症例 2 29 歳，男性，会社員

仕事を終えて帰宅すると，朝，患者を送り出したままの状態で玄関に倒れている母親を発見する。母親は脳溢血で，意識がもどらぬまま 2 日後に亡くなる。そして，母親の一周忌の法要を行った夜に痙性斜頸が発症する。

患者の両親は患者の幼い時に離婚し，患者は母親一人で育てられた。母親が亡くなった時，まだ大学生だった弟がいたため，自分がしっかりしなければと思った。母親の一周忌までの一年は「真っ白」で，どのように時間がす

ぎていったのか思い出せない状況であった。

面接では，母親の一周忌の法要をすませた時，「何か切れてしまった感じ」，「母親の死はオーバーをとられたような感じ」，「気持ちの中に支えがない」，「頸が細くなった感じ」と話している。

患者は，母親の亡くなる2ヵ月後に結婚を予定していたが急遽取りやめ，母親の一周忌の法要をすませた2ヵ月後に結婚した。結婚後，妻の理解を得られるとともに症状は改善し，治療を開始して7ヵ月後，治療を終結した。

症例3 38歳，女性，会社員

職場にコンピューターが導入され，神経を使う。自分よりも年下の若い人たちは事も無げにコンピューターを使いこなすが，患者はなかなか憶えられずに焦りを感じる。夫も仕事が忙しくなって帰宅が遅くなり，すぐ寝てしまうような毎日で，夫に愚痴をこぼすことも相談にのってもらうこともできない。いったい今までの結婚生活は何だったのか，夫婦とは何だったのか，自分たちの結婚は正しかったのか，と考えるようになる。その後しばらくして痙性斜頸を発症する。通院治療を続けていくうちに，患者のおかれた状況を夫が理解を示すようになり，症状は寛解した。

症例4 48歳，男性，家屋解体業

仕事中に痙性斜頸が発症する。大学病院整形外科，神経内科，脳神経外科，精神科，また他の大学病院の整形外科，神経内科を受診するも症状は改善せず，発症して1年後に当院心療内科を紹介される。

患者は8年程前に結婚したが，好き勝手な生活を送り，斜頸が発症する半年前に妻は家を出て行き，離婚となっている。子供はいない。

面接で患者は，「妻に甘えてやりたい放題のことをしてきた。妻が居なくなって，はじめて自分がわがままであったとおもう」と述懐している。治療は1年間続けられたが，不全寛解のまま中断となった。

症例5 52歳，男性，元会社役員

役所で工事の入札時，書痙と共に痙性斜頸が発症する。当時，会社は2千万円の負債を抱え，患者は連帯保証人になっていて，とにかく工事を受注しなければならなかった。社長とは友人であり，負債の連帯保証人になること

を，妻にも相談せずに決めたとのことであった。自宅を抵当に入れていることを妻にわかってしまい，その後，妻との関係はよそよそしいものとなった。ほとんど会話もなく，一人で食事を摂って寝るだけの生活が続いた。妻は，患者との時間を共有することさえ嫌い，避けるような日々が続いた。そして会社社長は行方不明となり，将来のかかった工事入札であった。

入札には結果的にはずれ，その後自宅を売却せずにすんだものの，会社を辞めることになった。入院治療をするも症状は改善せず，通院も時間がかかりすぎるということで，不全寛解のまま自宅近くの病院へ転院となった。

症例 6　64 歳，女性，主婦

夫が交通事故で死亡後，歩行障害，構語障害が出現し，約 1 年後に痙性斜頸を発症する。某大学病院で入院精査を 2 回受けるも特に異常はなく，心因性のものでもう治る見込みはないといわれ，老人病院を紹介される。だが，子供たちのすすめで当院心療内科を受診，入院となる。

患者の夫はワンマンで，患者はすべて夫の言いなりであった。子供は三人いるが，夫は子供たちの結婚に反対で，夫婦とも三人の子供たちの結婚式に出席していない。そのため，夫婦は子供たちから見放され，二人だけの生活を送っていた。夫の死後，子供たちとの同居を希望するも子供たちから拒否され，一人暮しを余儀なくされている。患者が痙性斜頸を発症してから，少しづつ子供たちの協力は得られるようになったが，患者の望むほどのものではなかった。友人もなく孤独で，唯一信仰が頼りであった。

18 年間の治療期間を経て症状は大分改善されたが，高齢で通院が困難となって近医へ転院した。

なお，この症例は，Meige's syndrome が疑われた。

症例 7　22 歳，女性，会社員

17 歳時，以前から兄妹つきあいをしていた男友達がいたが，恋愛感情を持っていた。ある時，その男友達が女性と歩いているところを偶然にすれ違った。患者は，二人が恋人同士であるとすぐにわかり，ショックを受ける。翌日，男友達に電話をすると，すれ違ったことを知らなかった，といわれ，一緒に歩いていた女性は好きな人，とも告白される。以後，男友達には連絡もしないし会ってもいない。そして男友達に電話をした数日後，痙性斜

頸を発症する。

朝起きて鏡を見ている時は正常だが，会社へ行こうと外へ出ると斜頸となる。「病気のことを考えていると昔の男友達のことを思い出す。彼はやさしかったなと思う。他の男性とつきあっても昔の彼と較べてしまう。今でも彼のことが好きです」と，治療初期に話している。

治療を続けていくなかで，患者はデザインの仕事に遣り甲斐を見つけ，いつかはパリで勉強したい気持ちが強くなった。それとともに症状は改善されていった。頸の痙攣もなくなり，動悸もしなくなった。治療をはじめた頃は，帽子をかぶらないと不安で外出できなかったが，そのうち，帽子をかぶらなくても外出できるようになった。また，ブレスレットをしないとおちつかなかったが，これもしなくても平気になりこだわらなくなった。美容院へも行けるようになり，病気のことを平気で他人に話せるようになった。パリへ行きたい気持ちは募っていき，フランス語の勉強を始めるなど意欲的になって，５年後には，ついに有名なデザイナーのもとで勉強することが可能となり，パリへ旅立っていった。数年後，筆者にあいさつに来た時，斜頸症状はみられず，パリでデザイナーの仕事を意欲的にしていると，自信にみちた顔であった。

症例 8　55 歳，男性，会社員

金融関係に勤務していたが，融資する会社を再建するため単身赴任する。出向先では協力を得られず，孤独であった。本社に相談しても指示を与えられず，信頼していた上司にも相談にのってもらえなかった。出向して約１年後，風邪をひいて近医を受診した時，少し頸が曲がっていると指摘され，それ以来，頸が気になりだした。大学病院の神経内科，脳神経外科，その他いくつかの病院を受診し治療をうける。ボツリヌス毒素療法などの治療を受けるが，特に効果はなかった。出向は３年後に解除される。再建して本社に戻ったつもりであったが，会社の評価は患者の期待したものではなく，以前にもまして斜頸症状は強くなった。

当院心療内科初診は，発症してから約３年後である。通院中，会社の人間につけられているという妄想をもつこともあった。斜頸症状は，少しは改善したが寛解には到らず，神経ブロック療法を求めて転院した。

症例 9　44 歳，男性，会社員

仕事は多忙で外国出張も多かった。出張先の国で過労でダウンし，緊急入院となる。この時，上司から‘捨て駒’であることを耳にして，「見捨てられた」と思った。その後，痙性斜頸を発症する。しばらくして書痙も併発する。仕事の多忙は続き，一時は殺されると思った時期もあった。斜頸と書痙のため，上司に仕事の配置転換を申し出るが断られる。今の仕事を続けるように，できなければ休め，といわれる。ショックで発熱し，一時病気休暇をとる。この時，やはり自分は捨て駒だったと実感する。妻はいわゆる世間知らずで，あなたは気が弱いから斜頸になった，と理解してくれない。家庭では家事分担を強いられ，食事を作ったり洗濯をして，休日ものんびりと過ごすことができない。しかしその後，妻はパートに出かけるようになり，現実社会の厳しさを知るようになって，患者のことを少しづつ理解するようになった。夫婦関係も改善されるようになり，それとともに症状は寛解していった。

症例 10　54 歳，男性，会社員

営業の仕事を長年していて会社の評価も高かった。職場の異動で経理部長を任命される。やったこともなく慣れない仕事で，はじめのうちは信頼している役員に相談していたが，そのうち，役員に相談にいくと，いい加減にしてくれといわれ，相談できなくなった。職場の異動があって 1 ヵ月後に痙性斜頸を発症する。

患者には精神障害の子供がいる。子供の症状は不安定で，急に暴れてガラスを割ったり，壁をたたいたり，ステレオのボリュームをあげて近所に迷惑をかける。患者の子供は美術を勉強したかったが，父親である患者の反対で，理科系の大学の受験勉強をしている時に発症している。そのため患者は，自分が子供の病気の原因を作ってしまったという罪悪感が強い。その後，患者はうつ状態になり精神科へ通院している。

痙性斜頸を発症して患者は休職し，大学病院に入院して治療を受ける。しかし症状は改善せず，紹介で当院心療内科を受診した。

治療を開始してからうつ状態は大分改善したが，早く会社へ戻らねばという焦りが強い。頭では，会社へはもう戻れないと思っている。上司から，いい加減にやり方をきくのはよしてよ，といわれたことが頭に残っていて，今

でも思い出す。治療は1年になるが不全寛解のままである。

症例11　33歳，男性，歯科技工士

30歳時，開業する。仕事は順調で徹夜をすることもあった。仕事が増えるのはいいが，ややもすると仕事が雑になっていくのがわかり辛かった。歯科医院から仕事をもらえないのも不安だが，仕事の注文を減らすこともできず悩んでいた。そうこうしているうちに痙性斜頸を発症する。

総合病院整形外科に入院し，バイオフィードバック療法や自律訓練法を受けるが症状は改善せず，発症して2.5年後に当院心療内科を受診した。

患者は28歳時，約3年間交際した女性と婚約した。両家の挨拶も終わって式場探しをしている時，突然一方的に婚約を破棄される。婚約者から，好きな人ができたから，といわれ，ショックを受ける。その後何回か見合いをするが，何となく身が入らず結婚には到っていない。

初診から毎回父親が同伴した。歩くことがつらいので，いつも駅からタクシーを利用した。それまで両親は何となくけむたい存在であったが，治療に協力的で，徐々にありがたい存在となっていった。治療を始めて約10ヵ月頃から症状が改善していき，一人で受診できるようになって寛解した。

3．治療結果

痙性斜頸は，一般的に男性の方が発症率が高いといわれるが，自験例11例は，表1に示すごとく，男性7例，女性4例であった。

発症年齢は10歳代から60歳代に及び，平均的に発症している。

治療結果は表2に示すごとく，寛解が6例，不全寛解のままで現在も治療中のケース1例，治療が中断もしくは転院したケース4例である。

発症してから治療を開始するまでの間が短ければ短いほど，治療成績はよかった。しかし症例11のように，痙性斜頸の発症期間が長いものであっても，寛解が早いこともある。

治療意欲が強く，まじめに通院したケースほど治療成績はよかった。

発症年齢が高くなるにつれて治療成績は悪く，50歳代以降になると寛解

表1　痙性斜頸11症例の検討（1）

症例	性	発症年齢（歳）	対象喪失
1	女	22	親友
2	男	29	母親
3	女	38	夫
4	男	47	妻
5	男	51	妻
6	女	61	夫
7	女	17	男友達
8	男	54	上司
9	男	44	上司
10	男	53	上司
11	男	31	婚約者

表2　痙性斜頸11症例の検討（2）

症例	発症後の経過期間	治療期間	治療結果
1	3ヵ月	4ヵ月	寛解
2	3ヵ月	7ヵ月	寛解
3	6ヵ月	4ヵ月	寛解
4	1年	1年	不明
5	1.5年	3年	不明
6	3年	18年	不明
7	5年	5年	寛解
8	3年	7年	不明
9	6ヵ月	2.5年	寛解
10	1年	1年	不全寛解
11	2.5年	1年	寛解

がみられない。逆に，発症年齢が低いほど治療期間も短かった。

4．考　察

a. 対象喪失について

11例の症例を治療した結果，発症に対象喪失が関与していると考えられた（表1参照)。

対象喪失とは，①愛の対象，依存対象の喪失（死，別離，失恋など)，②住み慣れた環境からの別れ（引越し，昇進，結婚，海外出張など)，③自己評価の低下，などがあげられる[6)]。

症例1では，親友である。患者は，交通事故で亡くなった父親の49日法要をした夜から喘息発作をおこし，唯一の親友を失った後に痙性斜頸を発症している。患者は自我脆弱で，だれかに依存していないと自我機能が保てず，依存できる状況を失って，喘息や痙性斜頸を発症したものと思われる。また，患者はもともと対人関係が希薄で，依存できる対象は少なかった。患者は初診時，コルセットをつけていた。コルセットをつけていないと斜頸症状が強く，生活に支障をきたした。結果として患者は，新しくできた友人が新しい依存対象となって寛解した。そして，コルセットもとることができた。つまりコルセットは，依存対象を代理するものであったと考えられる。

症例2は，母親である。患者の両親は患者の幼い時に離婚し，ずっと母子三人で生活をしてきた。患者にとって母親は，絶対的ともいえる存在だったのである。時に相談相手であり，支えだった。そのような存在である母親の死は，すぐ認めるわけにはいかず受け入れられない。弟の面倒もみなければならなかったわけで，無我夢中の一年を過ごし，弟を大学卒業までさせた安堵感と，母親の一周忌という節目のなかで，今まで抑圧してきたものが解放され，母親の死を受け入れ，依存するものを失った現実を直視して発症している。患者は面接の中で，母親の一周忌の法要を終えた時に，母親が亡くなった時の感情が噴出したと話している。

症例3は，夫である。コンピューター導入により職場での疎外感を持つが，夫は仕事が忙しくなって夫婦の会話もなくなり，いったい今までの夫婦生活は何だったのだろう，という感情のもとに発症している。面接で患者は，「職場での和気あいあいとした雰囲気も，コンピューター導入によってギスギスしたものとなり，息をつく暇もなくなった。自宅へ帰れば家事が忙しく，夫は帰りが遅くなって夫婦の会話もなく，愚痴を言うことさえできなくなった。これからの生活はどうなるのだろう。夫を頼れなくなった。むしろ避けられているような感じすらする」と話している。しかし，妻の痙性斜頸という事態を重く感じた夫の協力が得られるとともに，症状は寛解していった。

症例4は，妻である。妻に逃げられ，依存対象をなくすことで発症している。離婚となった後は抑うつ状態が続き，親戚や友人の支えもなく，治療は中断している。

症例5は，妻である。友人の負債の連帯保証人となることを妻に相談しないで決め，後でそれが妻の知るところとなり，夫婦関係が冷たくなって発症している。それまではごく普通の夫婦で，特に不仲ということもなく過ごしていた。ある意味では，妻が夫に裏切られたともいえる。患者はまじめでおとなしい性格であるため，友人の連帯保証人になることを断りきれなかった。社長である友人の要請を断ることができずにそれに従ってしまったことからも，患者の依存性格がうかがわれる。患者が入院しても妻の面会はなく，冷たい夫婦関係はそのままで，結果的に不全寛解のまま転院となった。

症例6は，夫や子供たちである。ずっと夫の言うがままに依存して生活していたが，夫を交通事故で亡くし，子供たちにも頼れなくなって発症している。患者は裕福な家庭に育ち，親のすすめで結婚し，夫のワンマンにも反発せず生活してきた。夫が子供たちの結婚式に出席しない，と言えばそれに従うため，子供たちや周りの人たちからも反発され，交流が断たれている。治療がすすむにつれて子供たちも少しは軟化し，子供たちと話しができたり，子供たちの家に泊まることができた場合は，症状の改善が見られた。

症例7は，男友達である。男友達に恋心を抱いていたが，失恋することで発症している。失恋はしたものの，その男友達に対する恋心は変わることなく，新しい恋人を作ることはできなかった。夢の中にも男友達がでてきたり，フッと男友達の顔を思い浮かべることがある。面接の中でも，「初恋の人は心の中に大きな存在として残っている」と話している。結果的に患者は，デザイナーになるという自己実現をすることで，症状は寛解している。

患者にとって，コルセット，帽子，ブレスレットは，依存対象の代理であったものであろう。

症例8は，上司もしくは会社である。信頼していた上司の意向で，融資していた会社の再建に取り組むが，上司への相談もままならず冷たくあしらわれる。会社の評価も冷たいもので，四面楚歌のような状態のもとで発症している。患者は顕示欲が強く，何度か上司ともぶつかり，会社に対する期待過剰も強かった。冷遇されたと思った患者は，その後休職し退職した。この場合，患者にとって会社の低い自己評価も対象喪失となっていると考えられる。

症例9は，上司もしくは妻である。仕事が多忙のなか，出張先の外国でダウンし，緊急入院となった時に，上司が「どうせ捨て駒だから変わりはたくさんいる」と話しているのを耳にして，「見捨てられた」と思い，発症している。患者としては，充分上司の期待に添ってやってきたものと思っていたが，それがもろくも崩れ去ったのである。自宅でもはじめは妻の理解は得られず，弱いから，だらしがないから病気になった，と言われる始末であった。しかし，妻はパートに出ることで，社会の現実の厳しさを知るにつけ，患者に対する理解を深めていき，寛解となった。

症例10は，上司である。長年営業の仕事をしてきて，職場の異動で経理にまわされ，慣れない仕事の重責と信頼していた上司の叱責にあい，発症している。会社側は，最終的には患者を役員にしたい意向での異動であったようだが，患者にしてみると，仕事をおしつけられたものと感じ，再度他の部署への異動願いもかなわず発症している。患者にとって，依存していた上司が役員となり，忙しくてもう面倒みきれない，といわれたことが，対象喪失となっているものと思われる。

症例11は，婚約者である。患者は，結婚を控えた婚約者から急に婚約破棄を言い渡され，2年後に発症している。患者にとっては，頭では過ぎてしまったことと思っているが，婚約者に対する想いは吹っ切れてはいない。なぜなら，お見合いをしてもその気がない。しかし治療を始めてから，家族の支えがあることを再認識するようになり，寛解していった。

このように，全症例に対象喪失が痙性斜頸の発症に関与していると考えられる。

注目すべきことは，女性の場合，喪失の対象は夫や恋人など身近な存在であるのに対し，男性の場合は上司や会社であり，生活の中での関わりの程度が反映されている。

多くの患者は，依存対象を喪失した場合，それほどの期間を経ず痙性斜頸を発症している。しかし，症例 2， 4，11 は，長い期間を経て発症している。これは，その間，抑圧，否認の防衛規制が働き，依存対象を喪失した現実を認めたくなかったものであろう。依存対象を喪失しても，すぐに抑うつ的になるとは限らない。ある患者は，母親を亡くしても悲しみを感じることなく生活していたが，20 年以上経って，不安や抑うつ，さらに動悸などの身体症状を発症した。患者は母親が亡くなったあと，家族と墓参りへ行っても手を合わせることはなかった。母親の話は無意識に避け，むしろ楽しそうに振舞っていた。治療を始めてからこの患者は，母親を亡くした悲しみを一気に語り，対象喪失を受容，離脱して，症状から解放された。このように，抑圧，否認の防衛規制が長い間続き，発症する場合もめずらしくはない。

b．器官選択について

対象喪失が，なぜ痙性斜頸という器官選択をとるのか，疑問が残る。器官選択は，心身医学における中心的な課題のひとつで，多くの研究がある。

一般的には，次のような説があげられる[2)7)8)]。

(1) 情緒の特殊性 (Emotional specificity)

一定の情緒が一定の身体反応を引き起こす，という考え方である。たとえば不安にさらされた場合，動悸，震えといった身体反応を示す。

(2) 象徴的意味 (Symbolical meaning)

身体症状には象徴的意味がある，という考え方である。この考え方は，Freud, S. が転換ヒステリーについて説明したものである。心理的葛藤が，象徴的意味をもつ随意神経系身体症状に転換される，という考え方である。ヒステリー盲は，見たくない，ヒステリー性失声は，話したくない，という象徴的意味をもつ。しかし，心身症は不随意神経系に症状を生じるため，これらの症状は，いわゆる狭義の心身症にはあてはまらないといわれるが，随意神経，不随意神経の双方が関係している症状，たとえば，嘔吐，嚥下障害などは，受け入れたくないという象徴的意味をもつものである。

（3）特殊な情緒葛藤（Specific emotional conflict）

Alexander, F. によると，自己主張や敵意が抑圧されると交換神経が緊張して，高血圧，偏頭痛，慢性リウマチ，糖尿病を発症し，一方，依存欲求が抑圧されると副交感神経が緊張して，過敏性大腸炎，消化性潰瘍，潰瘍性大腸炎などを発症するという。

（4）人格特徴（Personality type）

Friedman, M. らによるタイプA行動パターンの研究がある。タイプA行動パターンとは，虚血性心疾患の発症や成因に関係する危険因子で，競争意識が強く，絶えず時間に追われ，敵意や攻撃性があることをいう。

この他に，Sifneos, P.E. らによる Alexithymia の概念がある。「失感情言語症」と訳されているが，情動の認知に制限があり，自分の感情を言葉で表現できずに身体化する，というのである。患者は，身体症状の重症度のわりに訴えが少なく，あたかも他人事のような様相を示す。

（5）器官劣等性（Organ inferiority）

身体症状は，弱い器官，過敏な器官に発症しやすい，という考えである。

（6）条件反応（Conditional reaction）

なんらかの身体症状を発症している時に，特定の情動的葛藤を体験すると条件づけが形成され，のちに同じような葛藤状況になった時に，同じような身体症状を再現する，という考え方である。

痙性斜頸は，上記の説の中で，主に（2）象徴的意味，（3）特殊な情緒葛藤，（4）人格特徴，（5）器官劣等性，と関係があると思われる。

症例2で提示したごとく，患者は，母親の死は支えがなくなり頸が細くなった感じ，と話している。これはまさに，悲しみで頸がうなだれる，という象徴であろう。

この他，筆者が経験した痙性斜頸の中にも，象徴的意味をもつと思われるものがいくつかある。ある患者は，右側に苦手な上司がいて，嫌だなと思っているうちに頭部が左方へ回転した。これは，上司に対する拒否を象徴するものと思われる。また，ある中小企業の社長は資金繰りに困り，もうダメだ，と思ったら頭部が右方へ回転した。まさに，頸が回らない，のである。あるスナックのママは，店の経営がうまくいかず，もうこれ以上店を続けられない，と思ったら，頭部が後方へ回転し，顔面が上方へ向いた。これは，顎を出す，という象徴であろう。

ここで，症状の矯正動作 corrective gesture についてふれておく。

痙性斜頸は，睡眠中には消失する。また，何かに夢中になっていたり，仰臥姿勢の時にも消失する場合が多い。逆に，歩行時，特に階段の上り下り，体位を変えた時，精神的に緊張した時などは，症状が悪化する。食事をしている時も症状の悪化がみられ，食べ物をこぼしてしまい，上手に食べられなくて苦労するものであるが，なかには，逆に，食事中は軽減する場合もある。この他，歌を歌っていると軽減する場合がある。

そして興味あることに，痙性斜頸は，指や手を軽く顎や頬に触れるだけで斜頸症状が軽減あるいは消失する。これを症状の矯正動作というが，この場合，必ずしも顔が向いている部位でなくても症状は消失する。頭部や額部でも症状は消失する。指や手でなくても，鉛筆や他の物でも同じである。ある患者は，胸のポケットに定規をさし，それがちょうど頬のあたりに触れるようにして頭頸部を正中位に戻し，生活に順応していた。この他，頭部を椅子のヘッドレストに当てていたり，頭部を壁にもたれていると症状の消失をみる。他人が患者の頭部の一部に触れても，症状は消失する。つまり，頭部に何らかの支えがあると感じられた場合に，症状の消失につながる。これは，支えてほしい，という象徴を意味するものと考えられる。この症状の矯正動作は，11例全症例にみられた。

痙性斜頸の人格特徴として，alexythimia の概念があてはまると思われる。痙性斜頸の患者は葛藤をうまく言語化できず，事実関係は詳しく話すがそれに伴う感情表出が見られない。一見抑うつ的にみえるが，いわゆるうつ病の表情ではなく，うつ病と違って訴えも多い。ただその訴えが，症状とずれているように感じられる。性格的にはきまじめで過剰適応の傾向が強い。

C．書痙との関係について

痙性斜頸には，しばしば書痙症状が随伴する。11症例のうち6例において書痙がみられた。痙性斜頸になる前に書痙がみられたケース2例（症例8，11），痙性斜頸とともに発症したケース1例（症例5），痙性斜頸発症後に書痙が発症したケース3例（症例7，9，10）である。

痙性斜頸と書痙との関連性については，定かではない。ただ書痙は，硬直型よりも振せん型がほとんどである。書痙の患者は，一般的に几帳面で完全癖があり，対人関係で緊張しやすく，かつて上手に書けなかったことに対する自信の喪失などが，発症の契機になることが多い。少なくとも，過剰適応の傾向が強いことは双方に共通している。

D．転換ヒステリーとの関係について

痙性斜頸は，転換ヒステリーではないかという説がある。たしかに，顔を背けたい，といった身体表現をもつ例もあるが，転換ヒステリーとの大きな差異は，筋緊張による不随意運動がみられ，痛みを強く訴えていることである。随意的に頭部のけいれんを持続することは，まず不可能である。また，EMGをみても筋緊張があることは明らかである。その他，斜頸症状があっても現実を回避することはできず，明らかな疾病利得とはなりえていない。また，葛藤場面を回避しても症状の寛解には到らず，症状が持続する。この他，睡眠時を除いて，状況によって症状が軽減しても寛解することはなく，斜頸症状は継続している。治療意欲も，転換ヒステリーと較べて非常にたかい。

このようなことから，痙性斜頸は転換ヒステリーとは異なる面を有する。

5．まとめ

a．痙性斜頸の発症には，対象喪失が関与していると考えられる。

b．痙性斜頸の治療には，対象喪失に伴う悲哀の仕事（mourning work）をスムーズに進めるためにも，早期に支持的な精神療法が必要である。

c．今後の展望として，いかに患者をとりまく環境整備を行うか，特に家族の理解をどうふかめるかが重要となろう。

文献

1）柏瀬宏隆：神経・筋肉系心身症－痙性斜頸について. 臨床精神医学講座, 中山書店, 東京, 6：431-438, 1999.
2）柏瀬宏隆, 加藤　誠：痙性斜頸からみた心身症の発現機序と器官選択－精神科医の立場から－. 心身医学 39（2）：120-125, 1999.
3）柏瀬　隆：痙性斜頸について－三型分類の提案. 日医新報 3790：17-21, 1996.
4）片山義郎：痙性斜頸の神経精神医学的研究. 慶応医学 59（3）：357-383, 1982.
5）自律訓練法と心身症（池見酉次郎監修）. 医歯薬出版, 東京, 1976.
6）小此木啓吾：精神分析的心身症論の基本的観点. 石川　中, 末松弘行（編）：心身医学－基礎と臨床－. 朝倉書店, 東京, p 130-155, 1979.
7）牛川哲也：器官選択. 加藤正明, 保崎秀夫, 他（編）：新版精神医学事典. 弘文堂, 東京, p 137-138, 1993.
8）金子仁郎：器官選択. 新福尚武（編）：精神医学事典. 講談社, 東京, p 154-155, 1984.

B．心療内科の立場から

1．薬物療法

はじめに

痙性斜頸は先天性と後天性に分けられ，前者の場合は頸部の異常肢位が認められることが多く，後者の場合は頭頸部の不随意運動が認められることが多い。原因は本態性，脳炎後遺症，脳血管障害，脳腫瘍，頭部外傷後遺症，薬剤性，ヒステリーなど多岐にわたっており，症状の個人差も大きい。本態性のものは捻転ジストニアの部分型，または局所ジストニアと考える立場もあるが一定した見解は得られていない。したがって，痙性斜頸は診断名ではなく症候群とする見方が一般的である。

治療としては，薬物療法，外科的治療（定位脳手術，神経根切断術，後索電気刺激法など），バイオフィードバック療法などがあげられる。近年はボツリヌス毒素の局所注射が注目されている。しかし，痙性斜頸の原因や症状が多種多様であるため，その治療もケースバイケースとならざるを得ない。本項では痙性斜頸の薬物療法に焦点をあてて概説する。

a．薬物療法の目的

痙性斜頸の患者は症状をとり除こうとするこだわりが強く[1]，医師から処方された薬を特効薬のように感じていることが往々にしてある。しかし，痙性斜頸は本邦におよそ一万人の患者がいると推定されており，一部自然緩解例もあるが，多くは慢性の経過をとることが知られている[2]。したがって，薬物療法の目的は症状を完全に除去することよりも緩和することに重点が置かれるべきであろう。心療内科ではバイオフィードバック療法などの行動療法的アプローチと併用しながら，治療目標を症状の緩和と社会適応に置くことが多い。

薬物療法にあたっては，薬剤の使用目的，患者に予想される薬剤の効果と副作用，治療の中での位置づけなどについて十分な説明をおこなうことが重要である。前述のように患者は「すぐ治してくれる」ことを期待しているため，説明が不十分であると「すぐ治してくれる」医師をもとめて医療機関を転々とする危険性があり，注意を要する。実際，心療内科を受診する痙性斜頸の中にはすでに鍼，灸，整体術などの民間医療を経験していることが多い[3)]。

b．用いられる薬剤と治療の実際

表1に痙性斜頸で用いられることの多い薬剤を示した。数多くの薬剤がこれまで試みられているが疾患のもつ多様性から，確実に効果があることをエビデンスされたものは少ない。いずれの薬剤も副作用があり，少量から開始し，副作用を確認しながら維持量を投与することが原則である。しかし，痙性斜頸では大量処方になっても副作用の訴えが比較的少ない傾向にある[1)]。また，維持量の幅は大きく，個人差に合わせた処方が必要である。

①抗コリン薬

痙性斜頸にたいして現在もっとも有効と考えられ，薬物療法の第一選択薬

表1　痙性斜頸に用いられる薬剤

抗コリン薬
抗てんかん薬
骨格筋弛緩薬
ボツリヌス毒素
抗不安薬
抗うつ薬

とされている薬剤が抗コリン薬の塩酸トリヘキシフェニジールである。2-4 mg から開始し，副作用などを確認しながら 2-4 週ごとに 2 mg ずつ増量していく。大量投与として欧米では 40 mg が使用されているが，本邦では 12 mg から 18 mg までが一般的である。

副作用としては羞明，口渇，健忘，体重減少などであるが，この薬剤自体から不随意運動が出現することがあるため，注意が必要である。

その他の抗パーキンソン薬としてレボドパ，塩酸アマンタジンなどが使用されることがある。海外で一部評価を受けているものもあるが，一定した見解は得られていない。

②抗てんかん薬

カルバマゼピンやクロナゼパムが使用されることがある。やはり少量から始めて，維持用量はカルバマゼピンで 600-1200 mg，クロナゼパムで 3-12 mg とする。副作用として，眠気，ふらつき，排尿障害などであるが，カルバマゼピンでは投与初期の複視，めまいに特に注意を要する。

③骨格筋弛緩薬

頭頸部における筋肉の過緊張を緩和する目的で，塩酸チザニジンやアフロクァロンなどの骨格筋弛緩薬が用いられることがある。維持用量は塩酸チザニジンでは 60 mg，アフロクァロンでは 3-6 mg とするのが一般的で，眠気やふらつきといった副作用がある。

④ボツリヌス毒素

近年，海外においてボツリヌス毒素を局所注射することにより，痙性斜頸の改善が得られるという報告が多い。ボツリヌス毒素が神経筋接合部に作用して神経筋伝達を阻害する結果として生じる筋弛緩を臨床利用したものである。

ボツリヌス毒素の局所注射は他の薬剤に比べて高い臨床効果が期待され副作用もほとんどないと考えられているが，以下のような問題点が指摘されている。現在日本では健康保険の適応が眼瞼痙攣に限定されており痙性斜頸に対する適応がないこととそのため高額な医療費となること，一度の注射で得られる効果は 2～3 ヵ月と短いため繰り返し注射をおこなう必要があること，繰り返しおこなうことによって得られる効果が減弱することがあること，などである。

⑤抗不安薬と抗うつ薬

痙性斜頸では，不安や緊張により症状が増悪すること，症状がなかなか改善しないために焦燥感や抑うつ感を生じやすいことが知られている[1)]。また，パニック障害，強迫性障害，うつ病といった精神疾患の合併が多いことも指摘されている[4)]。

抗不安薬や抗うつ薬は，主として痙性斜頸に合併したまたは二次的に生じた不安状態や抑うつ状態を改善する目的で使用されることが多く，いわば間接的な治療効果を期待した薬剤といえる。しかし，痙性斜頸が不安障害や感情障害の部分症状として出現する場合もあり，他の薬剤で効果が得られない際に，抗不安薬や抗うつ薬が著効する例も少なくない。

抗不安薬には筋弛緩作用があり，その薬理作用も痙性斜頸に対する効果が期待されるが，今のところ痙性斜頸に特異的な効果が確認された抗不安薬はない。エチゾラムは筋弛緩作用が強く比較的使用しやすい抗不安薬であり，1.5 mg からはじめて最大 3 mg まで投与するが，眠気やふらつきといった副作用に注意する。

抗うつ薬は三環系または四環系の抗うつ薬が従来使用されてきたが，口渇や便秘などの副作用のため使いにくい面があった。最近になって SSRI や SNRI といった新しいタイプの抗うつ薬が開発され，吐気をのぞけば目立った副作用がほとんどないという利点から頻用されつつある。

おわりに

痙性斜頸に対する薬物療法について概説した。各々の薬剤に関してその特徴をあげたが，実際の臨床ではこれらの薬剤を適宜組み合わせて薬物療法を組み立てることが多い。　痙性斜頸を扱う診療科は神経内科，脳神経外科，心療内科，精神科などであろうが，各科で治療方法に偏りがある印象を受ける。横のつながりを密にしながら，相互の情報交換のなかで痙性斜頸の治療が発展することに期待する。

文 献

1）伊藤克人：痙性斜頸. 診断と治療（増刊号）80：698-699, 1992
2）平孝臣：痙性斜頸の治療. Annual Review 神経 2000：294-302, 2000.
3）村林信行：痙性斜頸. 心療内科 2（3）：217-222, 1998.
4）Wenzel T, Schnider P, Wimmer A, et al.：Psychiatric comorbidity in patients with spasmodic torticollis. J Psychosom Res 44（6）：687-690, 1998.

2．自律訓練法

はじめに

痙性斜頸の保存的治療には，大きく分けて薬物療法，リラクセーション法，行動療法（バイオフィードバック法）があげられる。

この中でリラクセーション法は，手軽に行えて筋弛緩自体を目的とするため，痙性斜頸の治療に関する総説では名前の出る機会が多い。なかでも自律訓練法（Autogenic Training 以下 AT 法）は，本邦で用いられることが多い。そこで本項では，まずはじめにリラクセーション法の概念や種類を紹介し，つぎに AT 法の概略を紹介し，最後に痙性斜頸の治療に関する AT 法の位置付けに関して考察する。

a．リラクセーションとは

リラクセーションには，①筋肉の弛緩，②内臓の弛緩，③心理的弛緩，④意識水準の低下などの側面が認められる[1)]。

緊張したり不安な状態にあると筋肉が緊張する。逆に筋肉が弛緩した状態では手足が重たく感じる。

内臓の弛緩とは，自律神経系の興奮が低下した状態であり，心拍数の減少，血圧の低下，呼吸数の減少，消化液の適度な分泌などの生理的な変化が生じる。

心理的な弛緩とは，文字通り心がほっとした状態であり，情動が安定した状態ということもできる。

意識水準が低下すると，論理的な思考法は後退し，意識下に抑圧されていたイメージなどが鮮明になり，被暗示性も亢進する。

これらの弛緩は，独立に生ずるわけではなくお互いに影響を与え合いながら生ずる。

リラクセーション法はストレス関連疾患に対して洋の東西を問わず広く用

いられている。

リラクセーション法の理論的な基盤はストレス理論と深く関連する。すなわち，ある人にストレス（物理的，化学的，心理的など幅広い意味で）が負荷されると，その刺激は大脳新皮質に伝えられ，大脳辺縁系（情動を司る）・視床下部を通じて自律神経系・内分泌系に影響を与える。リラクセーションを用いて，自律神経系の働きを交感神経優位の状態から副交感神経優位の状態へ変換することが可能と考えられている。また，リラクセーションにより，過剰に反応している視床下部—下垂体系を制御して内分泌系を調節するメカニズムも想定されている。

リラクセーションをきたす方法としては，AT 法，筋弛緩法などが代表的で，他にはヨガ，呼吸調整法，バイオフィードバック療法などがあげられる。

b. 自律訓練法とは

AT 法（Autogenic Training）は，ドイツのフォークト（Vogt, O）の催眠研究にもとづき，シュルツ（Schultz, J.H.）により確立され，ルーテ（Luthe, W）により応用されたといわれている[2]。

フォークトは，何度も催眠状態に入った人が心身とも健康になることを観察し，催眠状態の持つ休養的，病的状態の予防的効果を強調した。シュルツは，他者催眠による被験者の共通体験として身体の重感と温感を発見した。この重温感を自己暗示によって作り出すことにより他者催眠と同様の治療効果をもつ治療法となり得ると考えた。ルーテは，シュルツの考えをさらに発展させ，AT 法により引き起こされる心身の変化は，大脳皮質—間脳の変化に基づくと考えた。

このように，AT 法とは，公式化された語句を繰り返し唱えながら，その内容に関連した体の部分に注意を集中し，徐々に体の機能を変化させようとする方法である。そして，標準練習によって得られた多面的，多層的な心理生理学的変容状態を利用して，ホメオスターシスの回復をはかり，その機能を促進する心理生理的体系[3]といわれている。このことは，先に述べたリラクセーションの立場から AT 法を位置付けると，AT 法は自己暗示的な技法を用いて心理的な弛緩と筋肉・内臓の弛緩を段階的に得られるように工夫されている。この結果，意識水準の低下が生じ，最終的に心身の弛緩をもたらすとまとめることができよう。

さて，AT 法で生ずる生体の変化は，①緊張から弛緩へ，②興奮から鎮静へ，③交感神経系優位状態から副交感神経系優位状態へ，④活動的でエネルギー消費的な状態から休息的でエネルギー蓄積的な状態へ，⑤反ホメオスターシス状態から向ホメオスターシス状態へとまとめられている[2)]。

c. 自律訓練法の実際

AT 法の技法には，大きく分けて標準練習と特殊練習がある。本項ではより一般的で習得しやすいといわれる標準練習を紹介する。

まず，練習場所としてあまり光のあたらない静かな場所を選び，尿意や便意のない状態で練習を開始する。練習姿勢としては，仰臥姿勢，単純椅子姿勢，安楽椅子姿勢の 3 種類がある。練習中は，春の日差しを浴びて野原に寝そべっているようなリラックスしたイメージを思い浮かべることが大切である。

次いで，言語公式を自ら唱える。言語公式は以下の種類があり，段階を追って徐々に練習する。おのおのの公式を練習する人が自ら反復復唱する。

1）背景公式（安静練習）　：気持ちが落ち着いている。
2）第 1 公式（四肢重感練習）：両手両足が重たい
3）第 2 公式（四肢音感練習）：両手両足が温かい
4）第 3 公式（心臓調整練習）：心臓が静かに規則正しく打っている
5）第 4 公式（呼吸調整練習）：楽に呼吸をしている
6）第 5 公式（腹部温感練習）：お腹が温かい
7）第 6 公式（額部涼感練習）：額が（気持ちよく）涼しい

AT 法を行う際の基本的な心的態度をルーテは受動的注意集中（passive concentration）と命名した。この基本的態度とは，AT 法で背景公式を反復復唱する際に気持ちを落ち着かせようとするとかえって緊張してしまいがちなので，既に気持ちが落ち着いていることを自覚しようとするものである。すなわち，言語公式の内容に対して受容的なさりげない態度を向けることを受動的注意集中という。

言語公式を用いて練習を行った後は，必ず消去動作を行う必要がある。具体的には，両手の開閉運動を５～６回，両腕の屈伸運動を３，４回，深呼吸２，３回行った後に目を開ける。

d. 痙性斜頸の治療における自律訓練法の役割

痙性斜頸とは，頸部筋群の不随意運動によって頭頸部が斜位を呈する病態で，ジストニアの一種といわれている[4]。ジストニアとは，緩徐で持続性の筋収縮により，四肢，軀幹，頸，顔面，口などをゆがめ，特徴的な姿勢を生ずる異常姿勢と定義される[5]。ジストニアが身体の一部のみに表われ，それが持続するものを局所性ジストニア（focal dystonia）というが，痙性斜頸は代表的な局所性ジストニアである。

痙性斜頸は，症候上以下のような特色がある[5),6]。

① 数日から数週の亜急性の経過で斜頸が出現する。
② 主に一側の胸鎖乳突筋と反体側の後頸筋の異常収縮により，頭が斜め上方に向かう頭部の回旋と，顔の向いた側の肩の挙上を生ずる。
③ 頸筋の律動的収縮により，頭部の振戦あるいはミオクローヌス様の揺れを伴うことがある。
④ 立位で出現し，臥位では著しく軽快する。
⑤ 指や手を顎や頬に触れると軽減する（症状の矯正動作）
⑥ ストレスやストレスを感じることで悪化する。(全体の 80%)
⑦ 歩行，疲労，物を運ぶ動作で悪化する。(全体の 70%)
⑧ リラックスした状態，睡眠で軽快する。(全体の 40%)

これらの特色に対して，AT 法を代表とするリラクセーション法は理論的には以下の点で有効である可能性が考えられよう。

第一に，AT 法で筋弛緩を達成することにより胸鎖乳突筋や頸筋の弛緩が得られる。この結果頸部が正面を向きやすくなることもあり得る。この考え方は，痙性斜頸の治療に AT 法を適用するにあたって，最も一般的な考え方である。しかし，頸筋の律動的収縮のあるケースでは，頸部の筋群が弛緩すると，かえって頭頸部の不安定感が増強するケースも実際には見受けられる。

第二に，痙性斜頸がストレスを感じて悪化し，リラックスした状態や睡眠で軽快するケースでは，患者の体の状態を交感神経優位な状態から副交感神経優位な状態へ変化させると斜頸の状態が改善する可能性が考えられる。すなわち，AT 法のもつ内臓弛緩，心理的弛緩，意識水準を低下させる作用を治療的に利用することになる。

第三に，AT 法を臥位で行う場合，痙性斜頸は臥位で著しく軽快するため練習中は斜頸の状態が改善することがある。患者の姿勢を変化させるとすぐ元に戻るのが欠点であるが，治療の導入に AT 法を臥位で行うことは，患者の動悸づけを高めるうえでも試みる価値はあるものと考えられる。

痙性斜頸の治療において AT 法の利点は，①比較的導入が簡単なこと，②長く続けることが可能なこと，③精神症状が活発な症例を除けば重篤な副作用が少ないことなどがあげられる。

一方欠点は，①（ボツリヌス毒素や外科手術に比較して）治療的な変化が小さいこと，②導入法を誤ると患者に魔術的な期待を持たせてしまうことなどが考えられる。これらの欠点を補うために，臨床現場では痙性斜頸の治療には AT 法にバイオフィードバック法などを併用することが多い。

サスモア（Sasmor, R.M）ら[7]によると，神経筋系の動きは 10 マイクロボルトのレベルまでは，条件づけの機制を用いてコントロール可能という。しかし，この精度まで条件づけするためにはリラクセーション法単独では困難で，バイオフィードバック法など生体の情報を時間差を最小限で呈示する必要がある。このような現状から，痙性斜頸の治療を AT 法を含むリラクセーション法単独で正面から言及した報告は過去の文献から見出すことはできなかった。

一方，海外では，漸進的筋弛緩法と段階的な頭頸部の姿勢矯正法（graded practice）を用いて痙性斜頸の治療を行った研究がある[8]。この研究では，痙性斜頸の対象をバイオフィードバック法で治療する群と筋弛緩法で治療する群に分け，治療効果を検討した。この結果，両群とも治療後に頸部筋群の緊張は低下したが，この変化はバイオフィードバック法を行った群のほうが筋弛緩法を行った群より大きかったという。

おわりに

現時点では，痙性斜頸はジストニアの一種で，中枢神経系の障害が想定されている。逆に心因性の疾患という説は少数派となった。このような流れは，痙性斜頸の治療にも大きな影響を与えた。つまりさまざまな痙性斜頸の治療の中で，心理社会面に焦点を当てた治療法の占める割合が相対的に低下しつつあるといえる。

AT 法は，痙性斜頸の治療を行ううえで導入しやすく副作用が少ない治療である半面，その効果に関しては未だ評価が確立しているとはいい難い。AT 法を痙性斜頸の治療法として確立するためには，用い方，評価法に関して今後更なる臨床研究が必要であろう。

文　献

1）井上忠典，佐々木雄二：心身症に対する自律訓練法・筋弛緩法．精神科 MOOK 24 心身症（武正建一編）．P 109，金原書店，東京，1989．
2）佐々木雄二，大森美香：自律訓練法．心身医学（末松弘行編）．朝倉書店，東京，1994．
3）池見酉次郎，佐々木雄二，松原秀樹：自律訓練法と心身症．P 1，医歯薬出版，東京，1996．
4）柏瀬宏隆：痙性斜頸について－三分類の提案－．日本医事新報，3790：17，1996．
5）柳沢信夫：ジストニアの概念と病態．脳神経，48：217，1996．
6）Jahanshahi M：Factors that ameliorate or aggravate spasmodic torticollis：J Neurosurg Psychiatry, 68：227, 2000.
7）Cleeland CS：Behavioral technics in the modification of spasmodic torticollis. Neurology, 23：1241, 1973.
8）Jahanshaki M, Sartory G, Marsden CD：EMG Biofeedback Treatment of Torticollis：A Controlled Outcome Study. Biofeedback and Self−Regulation, 16：413, 1991.

3．「筋電図バイオフィードバック療法」と「森田療法的アプローチ」

はじめに

痙性斜頸の症状は頸部筋の緊張の結果としてみられるが，治療としては，行動療法の考え方を応用して，筋緊張自体を緩めることにより症状の改善をはかるのが筋電図バイオフィードバック療法であり，筋緊張を直接的に緩めることはしない代わりに，筋緊張をもたらし持続させるような心理的要因に働きかけるのが森田療法的アプローチである。

a．筋電図バイオフィードバック療法

医療で使われるバイオフィードバックという言葉は，通常では知覚できない生体情報を，電子工学的手法（電子機器）を使って知覚可能な情報として生体に還元し（フィードバック），生体自らその制御を行う，という意味で使われる。

ここでいう生体情報とは，血圧，心拍，皮膚温，筋肉の電気的活動（筋電図），脳の電気的活動（脳波）などをいうが，それらの変化が電子機器を使うことによって，光や音，さらにメーターの振れなどの情報として提供される。このような生体情報は，普段は制御できない自律的反応であるが，そのような情報を知覚することによって，意識的，随意的に制御できるようにトレーニングしていく治療が，バイオフィードバック療法である（図１）。

これは行動療法の基礎となる学習理論のうち「オペラント条件付け」を応用した方法で，ある反応が起きたときに報酬（正の強化因子）を与え，その後も同じ反応が起きる度に報酬を与えていくと，その反応を起こす頻度が増加するという原理である。この方法は，人間では血圧のコントロールとして応用された[1]。つまり，血圧がある値以下に下がったら報酬を与える，ということをくり返しているうちに，次第に血圧が低下したのである。

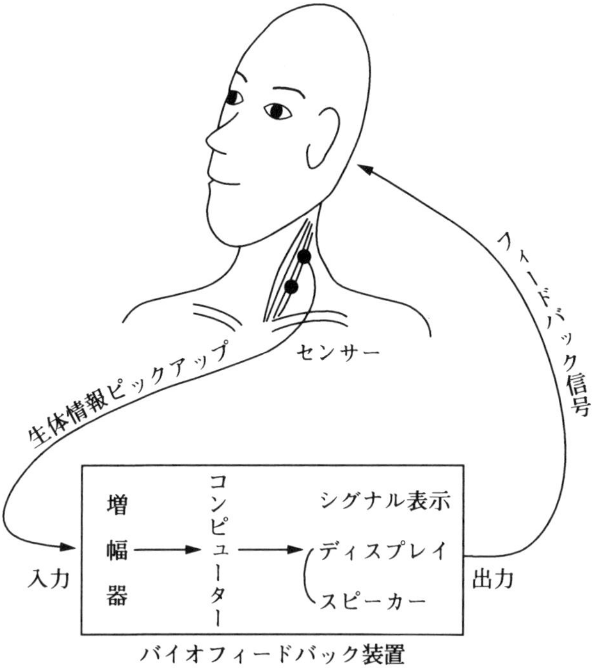

図1　バイオフィードバック療法

現在，バイオフィードバック療法は（表1）のように，知覚される生体情報の種類により，いろいろな疾患で適応され，痙性斜頸には主に筋電図バイオフィードバック療法が行われる。

（1）斜頸に対する筋電図バイオフィードバック療法

痙性斜頸では，頸部筋のうち胸鎖乳突筋などの緊張を電子機器を使って筋電図としてとらえ，発生した電位のレベルを音や光などで患者にフィードバックする。

このようなバイオフィードバック療法を行うにあたって必要なのは，患者の治療意欲がどのくらいあるか，を吟味することである。音や光などの知覚情報が，オペラント条件付けでいう報酬（正の強化因子）の役割を果たすのは，筋緊張を緩めることを目標にしている患者が，音や光からその目標を達成できたということを知って，「治療目標の達成」を報酬として認識する場

表1 バイオフィードバック療法の種類と適応疾患

＊筋電図バイオフィードバック療法	緊張性頭痛・痙性斜頸・書痙・顔面痙攣，不安緊張状態
＊気道抵抗バイオフィードバック療法	気管支喘息
＊血圧バイオフィードバック療法	高血圧症
＊心拍バイオフィードバック療法	発作性頻拍症・WPW 症候群
＊皮膚温バイオフィードバック療法	偏頭痛・レイノー病
＊GSR バイオフィードバック療法	高血圧症・不安緊張状態
＊脳波バイオフィードバック療法	不眠症・不安緊張状態

合である。このように認識するか，あるいは音や光の変化を他人事のように捉えるかという点に関しては，患者の治療意欲がどのくらいあるかが影響を与える。

また，痙性斜頸のバイオフィードバック療法では，「自律訓練法」を併用して，心身のリラクゼーションを図り，患者が筋肉の弛緩を体験しやすくすることもある。

(2) 筋電図バイオフィードバック療法の症例

症　例：53 歳，女性，主婦

主　訴：頸が右に傾く

既往歴：50 歳から高血圧症治療中

現病歴：○年 5 月，同居して，長い間，介護をしていた痴呆症の姑が亡くなり，葬儀などで多忙な毎日を送っていた。某日，義理の兄弟が集まり，遺産相続について相談していたが，患者は蚊帳の外に置かれ，自分がどれだけ苦労したかは，他人だからといって誰も理解してくれなかった。翌日，朝起きたときから頸が凝るように感じ，数日後，頸が右に傾いていることに気づいた。そこで高血圧でかかっている近くの医者に受診したのち，大学の神経内科を紹介されて診察を受けたが，さらに心療内科へ紹介された。

治療経過：初診時，病歴を訥々と語るが，本来はあるはずの義理の兄弟に対する怒りや不満は，語られることはなかった。地方在住のため希望により入院治療としたが，入院中の面接でも言葉少なに症状を説明するに終わった。そこで，筋電図バイオフィードバック療法を提案したところ，やってみたい，ということで，1人の研修医が1日おきに1回30分のセッションを担当することになった。1回のセッションでは，まず椅子に座って左の胸鎖乳突筋に筋電図の電極をつけ，目の前の電子機器の光のメーターと音の変化でその緊張度をフィードバックした。また，自律訓練法も併用した。

椅子に座っているときの斜頸の症状は少しずつ改善し，2ヵ月目で概ね正面を向けるようになった。しかし，歩くとやはり頸が右に傾く症状がみられた。一方，セッションを重ねるにつれて，担当していた研修医に対して少しずつ自分の気持ちを語るようになり，義理の兄弟は自分勝手だ，あるいは夫も自分のことを考えてくれず，嫌なことをみんな押しつけてきた，などと感情を少しづつ表現するようになった。

そして4ヵ月目に入り，歩いているときにも正面を向けるようになったところで退院とし，自宅からは時間はかかるものの，患者の希望で外来通院ということにした。

痙性斜頸に対する筋電図バイオフィードバック療法は，言語的コミュニケーションが難しい患者に対しても適応され，患者の治療意欲があれば，筋緊張の改善効果が少しずつ表れる。一方，このような治療を行う治療者の熱意も治療効果の発現に影響を与え，定期的なセッションを繰り返すうちに，次第に治療者と患者との言語的コミュニケーションへと発展し，それが治療的な意味をもつことがある。

b. 森田療法的アプローチ

森田療法は，1920年代に森田正馬（もりたまさたけ，通称もりたしょうま）によって確立された精神療法である。当初は神経症の治療として，神経質素質を持つ患者が心身の不調に悩む場合に適応された。しかし現代の森田療法では，痙性斜頸のように心身症の病態が見られる疾患に対しても，森田療法の理論で発症や経過が理解される場合には，森田療法的アプローチとしてその適応が工夫されている。

（1）森田療法の理論

①発症準備因子としての「神経質素質」

森田は，人間なら誰でも持つような自己保存・自己実現の欲求を「生の欲望」とよんだ。生の欲望には，よりよく生きたい，より健康になりたい，というように，「今の状態をさらに発展させたい」という欲望と，人前で緊張してドキドキしないようにしたい，病気を治したい，というように，「悪い状態をなんとかして良い状態にしたい」という欲望がみられる。前者は建設的な欲望の表現であるが，後者はそれとは異なり，生の欲望には他ならないものの，その表現するところから，森田は「死の恐怖」とよんだ。

森田のいう神経質素質者では，「強い生の欲望」がみられるという特徴がある。そして，それから派生して，さらに次のような性格素質としての特徴を表す[2)]。

第一に，自己中心的に細心，すなわち内向性である。

内向性とは自分の注意が心のありかたに向きやすく自己反省が強いということで，自分の行動や他人との関係に対しても，本当にミスなくできたかどうか，他人から変に思われるようなことはないかどうか，というように，ともすると必要以上に反省，後悔をする傾向がみられる。

第二に，心配性であること，すなわちヒポコンドリー性基調がみられる。

ヒポコンドリー性とは心気性ということであるが，自分の不快な気分や病気に対して，その原因をあれこれ考えて，場合によっては重大な病気ではないかと気に病み，取り越し苦労をする心情である。

第三に，完全欲が強い，すなわち完全主義者，理想主義者である。

これは，仕事を完全にやり遂げたい，人間関係は常に良好でありたい，心身ともに完全な健康状態を維持したい，という傾向としてみられる。

さて，このような人間は，普段は生の欲望のおもむくままに，自己実現に向かって建設的に努力をするために，仕事や学業においては一定以上に成果をあげ，また人間関係においても良好に維持したいと常に心を配る。つまり神経質素質の良い面が伸ばされ，発揮されているときには，良好な社会適応を保っている。

しかし，そのような人間が，いったん心身の不調を感じて悩み始めると，本人の関心はもっぱらその不調を取り除く方向へと向かう。つまりそのような状況に置かれると，生の欲望の中でも，とりわけ死の恐怖の方が刺激され，それが普段の生活態度にも反映される。そのために，仕事での成功や良好な人間関係を目指していた気持ちがいつのまにか忘れ去られ，症状を治そうとして病院巡りをしたり，症状を理由にして人間関係を回避したり，というように，普段の本人とは 180 度転換した生活になってしまうために，良好だった社会適応が崩れていく。

このように，神経質素質者がもつ強い生の欲望とそれから派生する性格の特徴は，症状の発症準備因子として作用している。

②症状発展因子としての「精神交互作用」と「思想の矛盾」

神経質素質者では，いったん症状が自分の向上発展欲の実現に対して障害になるものとして認識されると，それをどうにかして取り除こうと「はからう」ような心性が働く。

その第一段階では，症状の性質や程度を見極めて対処法を考える。しかし，そうすればするほど症状に注意が集中して局所の感覚が鋭敏になり，その程度がより強く感じられるようになって，さらに症状に注意が向いていく。このような注意と感覚の悪循環の過程を，森田は「精神交互作用」とよんだ。すなわち「気にすれば気にするほど症状が強くなる」という現象である。

そして次の段階では，つらい症状を何とかしてとりたい，忘れたい，あるいは気にならないようにしたい，と考える。しかし，実際の自分は現に症状があって，それを感じているので，そのような考えで何とか症状から逃れようとしてもうまく達成できない。このように，「こうありたい」という気持ち（思想）でいくら対処しても，現実には，「こうある，こうあるしかない」という事実に直面し，結局，期待とは反対に思い通りにいかない，ということを，森田は「思想の矛盾」とよんだ。すなわち「治そうとすればするほど治らない」という現象である。

強い生の欲望をもつ神経質素質者では，悪い状態から逃れたいという死の恐怖から，思想の矛盾に陥りやすく，またその結果，精神交互作用の発動が促される。

神経質素質者が症状に悩み苦しむ姿は，「精神交互作用」と「思想の矛盾」から，まさに，症状と戦い，それをねじ伏せようとしているようにみえる。

(2) 森田療法の治療技法

森田療法の理論から症状形成の仕組みを理解した上で，実際の治療としては次のような特徴がある。

①性格は治さない。

神経質素質という性格素質は，強い生の欲望の存在を基盤としているが，それが向上発展の方向へ向いているときは，社会的にも活躍するような人間であり，「出世型の性格」ということもある。それが，ある偶然の機会に，たまたま症状にとらわれたために，症状中心の生活態度に陥ってしまう。

人前でも緊張しないように性格を強くしたい，仕事でちょっとした失敗があっても動じない性格，くよくよしない性格に変えたい，などという思いは，症状に悩む神経質素質者には強いが，そうなるのは本来の性格素質の良い面を見ていないからである。

森田は，性格は変えないで「陶冶する」ものであるといった。すなわち性格の良い面を伸ばすようにする，ということである。

②症状は治さない。

森田療法の治療対象になる症状として主要なものには，正常な心身の現象を病気と誤想（考え違い）した症状，およびとりあえずは放置しておいてよい症状，がある。

前者は，例えば，人前で話すときに緊張して動悸がするのを，他人にはない自分だけの特別な症状として考えるようなことを表す。

また後者は，例えば，頭痛がして病院へ行って検査をしてもらったところ，特に異常はなく，医者からは心配しなくてもいいと言われた。とりあえず放置して対症療法で様子を見るようにということであったが，むしろそう言われれば言われるほど，重大な病気ではないかと心配して医者巡りをするようなことを表す。

どちらの症状も，治療者が積極的に治そうとすると，神経質素質者の精神交互作用や思想の矛盾の発動に加担することになり，むしろ悩みがいっそう深くなる結果がもたらされる。症状を治さない，というのはこのような理由からである。

森田は治療者の患者に対する態度を「不問の態度」といった。これは症状を訴えても相手にしないとか，症状を全く聞かない，ということではなく，症状については十分に耳を傾けたとしても「それを治す対象としては取りあげない」ということである。

③精神交互作用や思想の矛盾を打破する。

これら両者は症状発展因子として作用しているが，それぞれ患者と症状との誤った間合いの取り方の結果生じるものである。

さて，森田療法には絶対臥褥期という治療期間を設けた入院治療と，日記指導を中心とするような外来森田療法がある[3)]。

森田が考えた入院治療を「原法」というが，それにおける絶対臥褥期というのは，患者を個室に隔離し，気晴らし事を禁止して布団の上で寝かせて過ごさせる期間である。そして患者は症状のことをとことん思い悩み，そのつらさを想起して何とか治そうと，あえて精神交互作用の中に飛び込んで悶々とする。しかし，その結果，症状を治す努力は一切無駄であることに気づくのである。

一方，外来森田療法では読書療法により森田療法の概念を理解させた上で，症状は自分に責任なく生じたものとして，それと戦うことはひとまずやめ，症状を治すことを棚上げにして，普段の生活を続けるように促す。このように，入院治療も外来治療も両者とも，症状と戦わない，治すことを棚上げにする，というような間合いを取らせることにより，精神交互作用や思想の矛盾の発動を妨げるのである。しかし，見出しにあるように，打破する，というような強い表現を使うのは，そのようなことが患者にとっては決して楽ではないため，強い気構えとしてこのような言葉で表現するのである。

森田療法ではこのような方針の元に，症状を「あるがまま」に受けとめ，今，なすべきことは自分の生の欲望を向上発展の方向へ向けることである，という自覚を促し，さらに現実の生活の中でそれを実践していくようにする。そして，このようにして，性格の陶冶，および精神交互作用や思想の矛盾の打破がなされるにつれて，症状に対する間合いの取り方が変わり，症状自体は次第に衰退していくのである。

(3) 森田療法的アプローチの痙性斜頸への適応

痙性斜頸には，その症状の成り立ちや経過に，森田療法の理論で説明できるような特徴をもつ「一群」がある。そのような患者では，森田療法の治療技法を応用した森田療法的アプローチによって症状の改善がもたらされるが，症状形成のしくみには，次のような特徴がみられる。

①斜頸の症状の始まりは，小さな首の揺れや傾きがたまに見られる程度である。しかし，そのことが気になって放置できず，初期の段階から揺れを止めよう，傾きを戻そうとする行為がみられる。

これはある機会に症状が気になり，それにとらわれていく神経質素質者の姿に類似している。

②揺れを止めよう，傾きを戻そうとする行為，すなわち拮抗筋に無理な力をかける動作のくり返しから，拮抗筋の緊張が原因筋の緊張をもたらし，そのくり返しによって次第に原因筋の緊張が反作用的に高まっていく。

これは症状との誤った間合いの取り方のために精神交互作用や思想の矛盾が働き，その結果，症状がいっそう強くなる，という現象に類似している。

③そのような経過を経て，原因筋の緊張が続くようになり，斜頸として頸が一方へ傾くようになる。

④このままでは頸が傾いたまま固定してしまう，という不安が往々にして見られ，その後も，頸を元へ戻そうと「はからって」拮抗筋を緊張させるため，さらに原因筋の緊張が強まり，斜頸の症状が益々増悪する。

すなわち，これは症状と戦うことがむしろ症状の悪化を招いている，という状態である。

⑤このような結果，普段は弛緩している拮抗筋を緊張させることが続くため，頸の傾きだけではなく，拮抗筋の強い痛みや凝りも生じるようになる。

痙性斜頸の中でも以上のような特徴を持つ「一群」では，神経質素質としての特徴がそれほど顕著ではなくても，症状形成のしくみが精神交互作用や思想の矛盾などにより説明される。そのために，森田療法的アプローチとして，症状とは戦わずにあるがまま認め，その上で日常生活をその人らしく遂行する，そして，その結果症状の改善がもたらされる，という治療技法が応用される。

（4）森田療法的アプローチの症例

症　例：30歳，男性，銀行員

主　訴：頸が左へ曲がる，頸の右側の痛みや凝りが強い

既往歴：特記事項なし

原病歴：○年10月，支店へ異動になり，12月頃からときどき頸が揺れる

ようになった。翌年の1月になって頸や肩の凝りが続くようになり，そのうちに頸が左へ傾くようになった。しかしその頃は，おかしいなと思いながらも頸の傾きを自分で治すことができたので，仕事を続けていたが，2月の某日，朝，起きたときに頸の右側の痛みや凝りが強く，また頸が左へ曲がったまま戻すことができないことに気づいた。そこで，仕事を休んで総合病院の整形外科を受診したが，骨・筋肉系には異常がないため筋弛緩薬などを出された。その後，鍼やマッサージに通っても改善しないため，3月に心療内科を受診した。

心理社会的背景：妻との二人暮らし。大学卒業後，地方銀行の本店勤務，今回，初めての支店勤務となった。本店では面倒見のよい上司がいて仕事も言われたとおりにやっていればよかったが，支店では仕事を任されることが多くなり，一方，支店長は仕事を教えてくれず，業績のことばかり口にする人だった。症状が起こる前後では，特に仕事の忙しい日々が続いていた。

治療経過：初診時の診察の際，症状のしくみや増悪因子について森田療法の理論を元にして説明した。そして4月より入院治療としたが，入院中の過ごし方として次のように伝えた。

①「頸を元に戻そうとすることが一種の癖になっています。症状の説明でお分かりのように，そのことがいっそう頸の筋肉の緊張を招くために，頸の傾きがひどくなり，さらに頸の痛みや凝りを悪化させます」

②「頸を戻したいという自然な気持ちをもっていても良いのですが，そのために頸に力をいれること，つまり症状と戦うことはやめましょう。これからは，頸が左へ傾いたまま自然のままにして行動するように工夫して生活して下さい。そうすれば，頸の痛みや凝りは比較的早く軽くなっていきます」

③「頸が傾いたままでいても，そのまま固定してしまうことはありません。むしろ傾いたままでいて，頸に無理な力をかけないでいることが治るこつです」

このような指示は森田療法的アプローチとして，症状と戦わずひとまず受け入れたうえで普段の生活を行う，ということを実現しようとした内容である。

また，同時にJacobsonの筋弛緩法の応用として，

①頸を傾いた方向へさらに力をいれさせる。(この患者では左側へ)

②今，入れた力だけを抜いて原因筋の筋弛緩を体験する。(初期の段階で

は頸の位置は普段の位置，すなわち力を抜いても左に傾いた状態であり，それ以上の弛緩を求めないようにする）
を併用し，さらに抗不安薬や抗うつ薬も使用して多面的な治療を展開した。

その結果，入院１週間目には頸の右側の痛みや凝りは改善したが，病棟では頸を左側に傾けた姿勢のまま入院生活を送る患者の姿が見られた。ある日，手を顎に添える矯正動作が見られたため，看護婦が「頸を元に戻そうとするのではなく，傾いたままでいましょう」と注意したところ，その後は患者の方から「これでいいんですね」と頸を傾けたまま看護婦に確認するようになった。

頸の症状は徐々に改善の方向へ向かい，およそ２ヵ月間の入院治療で退院となった。そして職場復帰の相談を，治療者が職場の人事担当者を交えて行い，本店へ戻ることが妥当とされた。

痙性斜頸ではこのように社会心理的ストレスが原因となって発症する症例が見られるが，その場合に，環境調整を行ってストレスを減らすだけで症状が改善することはまれなことが普通である。むしろ，この症例のように治療により症状が改善した後で，再発を防ぐために環境調整を行うことが有効なようである。

おわりに

痙性斜頸の治療法としては画一されたものがなく，症例に応じてさまざまな治療法が選択される。

ここでは筋電図バイオフィードバック療法と森田療法的アプローチについて紹介したが，前者は特別な工学機器を必要とするため，痙性斜頸の初期治療の段階からも，その適応が検討される後者に関して字数を割いた。紹介したのは入院治療の症例であるが，外来における治療としても適応は可能である。

文　献

1）Benson H, et al.：Decreased systolic blood pressure through operant conditioning techniques in patients with essential hypertension. Science 173：740-742, 1971.
2）樋口正元：一般医のための森田療法，太陽出版，東京，1990.

3）樋口正元：神経症を治す，保健同人社，東京，1995.

4．臨床動作法
難治例に対する，筋電図バイオフィードバック療法との併用療法として

はじめに

従来，原因のはっきりしない特発性の痙性斜頸（以下，斜頸）に対しては，近年用いられるようになったボツリヌス毒素を含む各種の薬物療法と，前項の筋電図バイオフィードバック療法（以下，EMG-BF）が内科治療の主流である。しかし，症例によってはそれらの治療だけでは自分の身体感覚への気づきや心身に対するコントロール感が不足し，日常生活を送るのに十分な機能的改善を得られない場合がある。

当科では，そのような難治例に対し，諸検査で器質的な疾患の除外鑑別を十分に行ったうえで，基本に薬物療法とEMG-BFを用いながら，不足している身体感覚への気づきや心身の自己コントロール感を高める目的で，臨床動作法（以下，動作法）という比較的新しい技法の併用を行っている。最近，有効な治療成績を得られるようになったので，本項で紹介する。

ただし，この併用療法は当科でもまだ初期の試作段階にあり，現在さまざまな神経・筋疾患症例の治療経験を重ねながら少しずつ理論の構築と具体的な手技の改良を行っている。そのため，EBM（evidence based medicine）の観点から，解説にやや言葉足らずの傾向があることをご了承いただきたい。

なお，以下の本項では，症例（患者）と治療者のことを，それぞれ，動作法で用いている「クライエント」と「セラピスト」という呼称に統一する。

a. 臨床動作法

（1）筋電図バイオフィードバック療法と動作法との出会い

1）心身症としての斜頸

斜頸の治療に取り組んでいて感じるのは，端的にいうと，クライエントの頭頸部周囲の筋肉に，顔の向きを自由に変えるという日常的に当たり前の機能が損なわれる「緊張と弛緩のアンバランス」が慢性的に生じており，社会生活に影響を及ぼしているということである。

斜頸は，過度な運動や疲労だけでなく，心理・精神的なストレスの影響でも症状が増悪することがある。それでいて，あごや頬に手指や筆記用具を軽く当てるだけのsensory trickや各種の心理療法を用いることで，頭頸部周囲の過緊張筋に「緊張緩和（完全に弛緩状態まで達しなくとも）」が導かれると，途端に顔を左右へ自由に向けられるようになったりもする。それらの一見矛盾して科学的・医学的に説明しづらい現象が，斜頸を今でも心身症の範疇に位置づける理由でもある。

2）EMG-BF単独療法の限界

EMG-BFは，筋トーヌス（緊張度）の異常を伴うさまざまな神経・筋疾患の治療に用いられるが，その効果が安定性を持続するためには，クライエントが自分の頭頸部周囲の筋肉の緊張・弛緩を自動的かつ自由にコントロールできるようになることが肝要である。

そのため，EMG-BFの治療セッションでは，指導するためにセラピストが同席することがあっても，治療はあくまでもクライエント主導型である。それが，理学療法などのようにセラピスト主導型でクライエントの動きを他動的にコントロールする方法との最大の相違点である。

しかし，EMG-BFの単独療法だけでは，クライエントによっては視覚的・聴覚的指標にとらわれ過ぎてしまい，自分の身体感覚への気づきがおろそかになり，心身に対する自己コントロール感の不足から，むしろ元のレベル以上に筋緊張が高まったり筋トーヌスが下がったりする場合がある。それは，そのまま放置していると，治療の停滞，後退や長期化につながる危険性がある。

我々は，以前より，その悪循環に陥ったクライエントに対し，セラピストが理学療法ほど積極的に介入しないまでも，ある程度他動的に治療を先に進ませられる手段はないだろうかと，追加技法を探していた。それは，忙しくなりがちな当科の日常診療に取り入れられるため，セラピストにとってもクライエントにとってもわかりやすく，簡便で無理なく行える方法である必要があった。

難治性の斜頸のクライエントに対して，さまざまな技法の試行錯誤を繰り返す中で，たまたま以下の動作法の理論に接する機会に恵まれた。動作法は，我々が意外に思うほど，他技法より筋トーヌス改善の効果は優れ，それが本項で提案する併用療法を生み出すきっかけになったのである。

（2）動作法とは

1）動作は心理活動である

動作法の定義は，考案者の成瀬[1]によると，「クライエントの動作という心理活動を主たる道具とする心理臨床活動」とされる。

動作法では，まず動作を「意図→努力→身体運動」という一連の心理フィードフォワード過程と仮定し，治療対象となる「動作」を「身体運動」と「意図・努力」の二つに分けて取り組むのが，大きな特徴である。

ここでいう「身体運動」とは，物理的な身体の動きそのもののことである。先天的や後天的に脳・神経が障害されて生じた肢体不自由や，あるいは加齢や生活習慣によって姿勢が悪くなったり体の動きに支障が生じている場合を，身体運動の異常と捕らえて治療対象とする。

また，「意図・努力」とは，所定の動きをしようと試みる過程で得られるさまざまな主観的・主体的な体験そのもの（クライエントの身体の「感じ」）のことである。「意図・努力」に注目する理由は，その体験自体がクライエントに治療的にはたらきかけ，内面からの変化を促して身体運動を生み出し，動作を完成させることにつながるという仮説が成り立つからである。

当然，治療セッションを繰り返すことによって，ある動作が完遂され，日常生活の中でその体験が般化されて行動の変容が得られれば，そのクライエントにとって動作法による治療は明らかに有効だったと判定できる。

しかし，たとえ身体運動の変容が得られないまでも，治療セッションの意図と努力による体験が，クライエントの日常生活における意図と努力の疑似体験になりさえすれば，治療は自然と良い方向へ向かうようになる。その場合も，動作法は心理臨床活動として成功したとみなしてよい。

2）動作法のフィードバック経路

動作法の治療セッションでは，設定された単純な動作課題をクライエントが意図・努力することに対し，セラピストが身体に触れて手伝いながら一緒に課題の達成を目指す。

上の1）の項でも示したように，動作法では，課題達成という「結果」だけではなく，意図・努力することで自分の身体状態への気づきを得られる「過程」も同じだけ重要である。

さまざまな身体的，心理的あるいは環境的な要因によって，課題がうまく達成されないことがある。その際，セラピストはクライエントの身体からの情報（クライエントの身体の「感じ」）を直接感じとりながら，軌道修正を行う。具体的には，その時々のクライエントの状態に応じて，用いた動作課題の中身を再検討し，強化したり改良を加えたり，別の方法に変更したりするのである。

このように，結果から逆戻りして軌道修正を行う点で，動作法にはフィードバックの経路も存在するため，EMG-BF との理論の共通点も多く，二つの療法の融合に不自然さはなかった。今後，併用療法による神経・筋疾患への臨床応用に多大な期待がかけられている所以であろう。

しかし，残念ながら，現在のところ，動作法の認知度はまだ心療内科分野でも一部に限定されており，またその理論と臨床応用は，成瀬（1995 年）の言葉を借りると，「臨床的な適用法や効果についての経験はまだまだ多く蓄積されているとは言いがたい」と，心身医学用語辞典（日本心身医学会編，1999 年）にもまだ動作法関連の用語の記載はない。

なお，動作法の詳細について学びたい方は，読みやすく入手可能な成書[1]を参照していただきたい。

（3）動作法の進め方

1）治療セッションの環境設定

当科では，斜頸の症例に対し，さまざまな動作課題の試みを経て，現時点では以下の方法を用いて効果を得ているので紹介する。

治療セッションは，EMG-BF の器械を置いてある外来の診察室で，外来診察のピークが過ぎて比較的静かに治療に集中できる，午後 2 時以降に開始している。

セラピストは，原則として，心療内科医1名と心理担当者1名が同時に入ることが多い。その際，心療内科医はEMG-BFの器械の設定と微調整，電極の着脱とモニタリングを行い，心理担当者が動作法を行う。

1回の治療セッションは，クライエントの集中力の持続時間を考慮に入れ，30分間と設定してある。前半の15分間はクライエント主導型でEMG-BFのみを行い，後半15分間はEMG-BFと動作法の併用を行っている。

入院クライエントに対しては，週末を抜かして1日おきや連日で規則的あるいは臨時に行うこともあるが，外来クライエントの場合は，症状の強さや治療段階に応じて，曜日と時間を設定して，通常1～2週間に1度の治療セッションを行っている。

クライエントは，場合によっては，来院しなかったり（できなかったり），遅刻したり，あるいはセッションそのものに集中できないことがある。その際は，その回の治療を無理に展開せず，次の治療セッションへスムーズにつなげることを優先させる。

2）動作課題への取り組み

通常，当科におけるEMG-BFのターゲットは，両側の胸鎖乳突筋や僧帽筋にとり，指先の皮膚温や発汗図をモニターしながら行うことが多い。

それに対して，動作法のターゲットは，直接頭頸部周囲の筋肉に対してではなく，むしろそれを支えている肩帯部筋全体にはたらきかけるように設定している。緊張・弛緩のバランスのくずれた筋肉をターゲットにして直接制御をねらうよりは，それを支える大きな筋群から始めた方が取り組みやすく，心身のコントロール感を達成しやすいと考えるからである。

動作課題としては，現在のところ，具体的には（A）「肩を上下に動かす」，（B）「肩を後ろに開く」の二つを用いている。

（A）の課題は，ゆっくり息を吸いながら肩をできるだけ高く持ち上げて（図1(a)）から，またゆっくり息を吐きながら肩の力を最後まで十分に抜くようにさせる（図1(b)）。（図のセラピストとクライエントは，当科の研修医2名をモデルに撮影している）

（B）の課題は，ゆっくり息を吸いながら肩をできるだけ大きく後ろに開いて（図2(a)）から，またゆっくり息を吐きながら前の方へ力を最後まで十分に抜くようにさせる（図2(b)）。

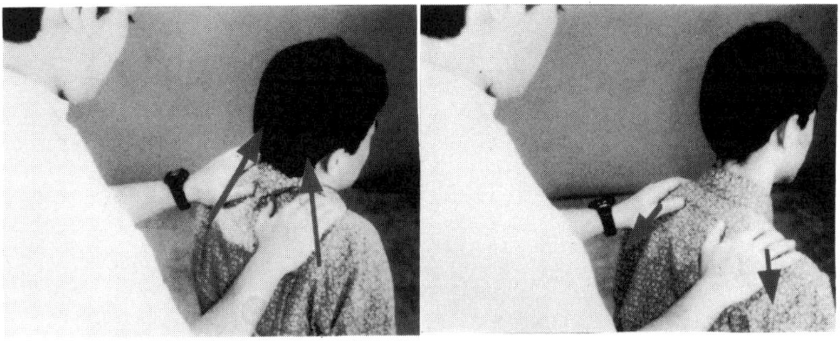

(a)　(b)

図 1

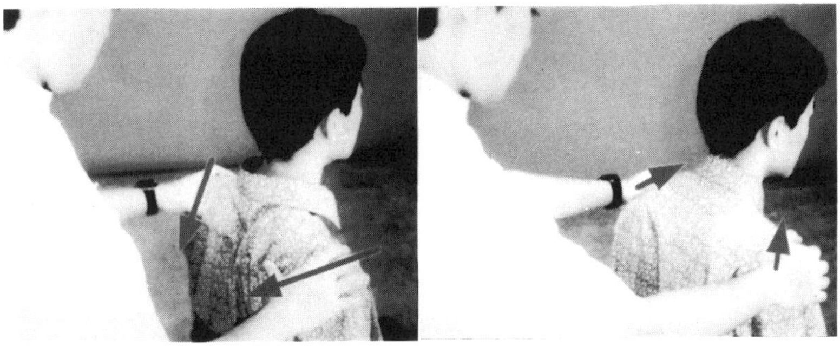

(a)　(b)

図 2

上手に課題を達成させるためのポイントは，1）肩の力を抜くときに腹筋と背筋全体の力も十分に抜かせることと，2）呼吸の仕方にこだわり過ぎないことがあげられる。背中をまっすぐ伸ばしたままや，呼吸法にとらわれ過ぎることで，十分な筋弛緩が得られなくなる可能性があるからである。

筋緊張が強く，(A) や (B) の課題達成が困難な場合，セラピストはクライエントの腰を軸にして，ゆっくりと前後左右に倒したり時計回りや反時計回りに回すことで，筋緊張があることを感じさせたり筋弛緩を得るように仕向けたりしている。この際にも，できるだけ腹筋と背筋の力を抜くようにさせるのがコツである。

治療中に，セラピストが一般的に留意すべき点を，箇条書きに記す（文献1）より引用・改編)。すなわち，

1）クライエントに対して受容的・共感的・支持的に接する。

2）クライエントのできること，できないこと，あるいはできるはずのことを見極める。

3）クライエントにわかるように，わかるまで，できるように援助する。

4）言葉や理屈で説明するのはあくまでも補助的に行い，むしろ身体の「感じ」を用いて援助する。

治療中の具体的な言葉のかけ方としては，「今どんな感じですか」「この辺の力を抜きましょう」「いいですね」「上手にできていますよ」など，短く，クライエントの緊張を誘導せずに共感しやすい言葉を選ぶ。

治療セッションの最後には，その回についての感想を軽く尋ねることにしている。場合によっては，「実は，この間…」と仕事や家庭での心理・精神的ストレスについて話し出すことがある。その際には，数分間傾聴することはあるが，程度や中身に応じて，治療的介入を別の心理療法の機会に委ねるようにしている。当科では，多くの場合，外来主治医が別にいて，既に何らかの心理療法をも併用していることが多いため，そのような状況は少ない。

b. クライエント呈示

以下の呈示クライエントでは，本項で紹介する承諾を本人から口答で得ているが，プライバシーに考慮して，一部修正を加えている。

（1）クライエント1（以下，A氏）

A氏：30代後半，男性。

現病歴：某年春先，仕事の写真製版業の営業中に，首にチックのような症状が出現した。そのうち，肩こりが出現して徐々に増悪し，痛みのために首が常時左を向くようになった。夏頃，近医精神科を受診したが，原因不明で，薬物療法を受けたが症状は軽度改善のみで自己中断。その後，鍼灸やスポーツトレーナーのマッサージを受けに通ったりしたが，症状は改善しなかった。同年11月に当科を初診し，斜頸と診断。EMG-BF目的で同月中旬に入院。

神経学的所見：左向きの斜頸のみ。

心理検査：YG テストで A″型，アレキシシミア・スケールで 11 点。

入院後経過：入院後，諸検査を同時に進めながら，EMG-BF を単独で 3 日間行ったが，筋弛緩のコントロール感が悪いため，4 日目から動作法を追加。徐々に自己コントロール感を獲得でき，5 日ほどで頸部の筋緊張は半減して正面視できるようになった。しかし，週末の外泊中に集中的に仕事をしてしまい，症状が一時治療開始前より悪化。症例の薬物療法への期待を受け，クロナゼパムを開始・漸増。症状の中等度改善のまま 12 月中旬に外来通院に切り替えられた。仕事に復帰して再度症状の増悪をみたが，年明けから治療に専念するようになってから症状は安定し，2 週に 1 度の EMG-BF と動作法の併用療法を継続。1 年半程度の経過で中等度以上の症状改善を得られ，その後営業職の職場復帰ができた。

（2）クライエント 2（以下，B 氏）

B 氏：40 代半ば，女性。

現病歴：実母を脳梗塞で亡くしてから，B 氏が一人で世話をしていた父が某年に癌の告知を受け，介護したが 2 年後の 3 月に亡くなった。同年 6 月に顔が何となく左を向くようになり，右への引き戻し運動もあった。7 月に当科を受診し，斜頸と診断。諸検査で器質的な異常は同定できなかった。スルピリドとクロナゼパムを開始されてから，症状は若干改善したが，B 氏は「すっきり改善しない」ことに不満を感じ，8 月中旬に EMG-BF 目的で入院。

神経学的所見：左向きの斜頸のみ。

心理検査：YG テストで D 型。

入院後経過：入院当日より，B 氏の強い希望で完全休薬して EMG-BF を開始。最初は首の引き戻し運動がひどくなったが，EMG-BF の継続で徐々に頸部筋緊張が除去された。その後，リラクセーション目的で 12 日目に自律訓練法（以下，AT）を追加。しかし，筋弛緩状態はある程度維持できるものの，何となく違和感があり，19 日目より薬物療法を再開。EMG-BF と AT に簡易面接法を追加したが，治療に難渋し，症状は一進一退を繰り返し，心身のコントロール感を得るのに 3 ヵ月の入院を要した。退院後，薬物療法，EMG-BF と AT で 7 ヵ月間経過をみたが，その時点で動作法を追加。2 週に 1 度行い，自宅では夫がセラピストの代理として手伝う形を取り入れた。その後，徐々にだが，症状は改善でき，2ヵ月ほどで斜頸はほぼ消失した。

おわりに

斜頸に対して東邦大学心療内科で最近行っている，EMG-BFと動作法の併用療法を紹介した。

器械を用いて自己コントロール感を学習するEMG-BFは，クライエントが視覚的・聴覚的手がかりにとらわれ過ぎてしまい，身体感覚への気づきがおろそかになってかえって筋緊張が高められる面がある。

一方で，セラピストが直接身体に触れ，最小限だが他動的に教示する動作法は，習得しやすいが，効果判定をセラピストの主観に頼るため，曖昧で解釈が難しい。

そこで，EMG-BFと動作法の併用を行うことで，二つの治療法が相補的に働き，治療効果が高められると考えられた。

本法は，EMG-BF単独では自己コントロール感が生活に般化できない，斜頸の難治例に用いられることが示唆された。

最近では，EMG-BF以外にも，ATとの併用で臨床動作法を行い，有効だった症例も経験している。「積極的な」リラクセーションを得られることが，治療効果を生み出しているものと推察している。本法や変法による症例の蓄積が待たれる。

本稿が，難治性の斜頸の治療の際に，一つの参考になることを期待する。

謝辞：稿を終えるに際し，数々の適切かつ貴重なご助言を賜りました，九州大学名誉教授の成瀬悟策先生に，深く御礼申し上げます。

文 献

1）成瀬悟策：講座・臨床動作学1（臨床動作学基礎），東京，学苑社，1995.

C. 精神科の立場から

はじめに

斜頸とは首が斜位を呈するものであり，表1のような種類（先天性，後天性）がある[5)]。ここで述べる後天性の中の痙性斜頸とは，書痙や眼瞼痙攣などと同じように局所性ジストニアの一つのタイプである。ジストニアには2種類があり，原因不明の特発性のものと，他の疾患に付随して生じる症候性のものである。ここで取り上げるのは，前者の特発性の痙性斜頸である。

痙性斜頸の患者は一般に，整形外科，神経内科，脳神経外科などで諸検査(頸部X線撮影，頭部CT，頭部MRIなど）を受けて，そして問題がないとのことで精神科に紹介されてくる。あるいはまた，すでに牽引とか固定(固定というのは，曲がっている頭頸部をまっすぐにしたまま固定してしまうという乱暴なやり方であるが），さらに電気治療とか温熱療法，また民間療法として鍼，灸，マッサージ，整体術などの治療を受けてきてよくならなかったケースが精神科を受診することが多いわけである[3)]。

痙性斜頸の患者が初めから精神科を受診するようなことは全くないといってよい。(なお，長期に抗精神病薬を服用している精神病患者が，その副作

表1　斜頸の分類（倉田）

A．先天性：	1．筋性斜頸	
	2．骨性斜頸	
B．後天性：	1．瘢痕性斜頸	
	2．炎症性斜頸	
	3．後天性骨性あるいは脊椎関節性斜頸	
	4．眼性および耳性斜頸	
	5．習慣性斜頸	
	6．リウマチ性斜頸	
	7．神経性斜頸（弛緩性斜頸，痙性斜頸）	

用として遅発性ジストニア tardive dystonia を呈することがある。遅発性ジストニアが頭頸部に生じると痙性斜頸と類似するので，鑑別上注意が必要である。)

1．痙性斜頸の3分類

筆者は痙性斜頸を欲求不満耐性（frustration tolerance）のあり方から，I型（耐性型，過剰適応型），II型（不耐性型，不適応型），III型（使い分け型，両立型）の3型に分類し整理してきた（表2）[5]。

I型とは欲求不満耐性（f.t.）が高い，病前の適応状態はもともと良好であったタイプであり，II型とは欲求不満耐性（f.t.）が低い，病前の適応状態が不良であった，わがままなタイプであり，III型とは家庭と職場などで欲求不満耐性（f.t.）を使い分けてきたタイプである（表3）[5]。

表2　痙性斜頸の3分類（柏瀬）

I	耐性型（過剰適応型）
II	不耐性型（不適応型）
III	使い分け型（両立型）

2．痙性斜頸の発現機序と器官選択

痙性斜頸の発現機序について，筆者は以下のような順序を指摘したことがある[5]。

a．攻撃性の存在

心理的に攻撃性（aggression）が存在する。

表3　痙性斜頸の3分類（柏瀬）

	Ⅰ型	Ⅱ型	Ⅲ型
好発年齢	中年（30歳代，40歳代）	若年（10歳代，20歳代）	高年（40歳代，50歳代）
病前性格	まじめ，小心 社交的，愛想良い 要求過多，操作的 攻撃性（潜在性） f.t.高 心身症性格	わがまま，あきっぽい 未熟性，逃避的 勝気 攻撃性（顕在性） f.t.低 ヒステリー性格 境界パーソナリティ障害	強迫的，社交的 勝気 攻撃性（両立） f.t.両立 ヒステリー性格
病前適応	過剰適応	不適応	両立
対人関係	良好	不良	両立
症状の構造	人格密着的	人格表層的	人格密着的
治療反応性	比較的不良	比較的良	比較的不良
予　後	再発（＋） 慢性・遷延化傾向（＋）	再発（－） 慢性・遷延化傾向（－） しかし，対人関係上のトラブル（＋）	 慢性・遷延化傾向（＋）
頻　度	多い（中核群）	少ない（周辺群）	稀（周辺群）
備　考	心療内科型	精神科型	心療内科型 精神科型

ただし，症例によって潜在性，顕在性，両立性の違いがある。潜在性の攻撃性はⅠ型（過剰適応型）に，顕在性の攻撃性はⅡ型（不適応型）に，両立性の攻撃性はⅢ型（両立性，使い分け型）にみられることが多い（表3を参照）。

b．準備状態の存在

痙性斜頸発症の準備状態としては，男性では仕事上のストレスが，女性では家庭でのストレスが多く認められる。しかしながら，現在働く女性が増えてきていることから，今後は女性にも仕事上のストレスが多くみられるようになってくるかもしれない。

c. 発症直前の適応状態

これは，I型，II型，III型のいずれにも共通しており，過剰適応の状況が認められている。すなわち，発症の直前にはI型は当然であるが，II型，III型でも「攻撃性や欲求不満を発散できない」，「自分なりに責任を自覚し努力してきたが，もうこれ以上頑張ることはできない」というような過剰適応の状況にある。

d. 器官選択

頭頸部という器官選択をした理由については，頭頸部という局所に対する有害刺激が考えられる。

すなわち，痙性斜頸の症例では，既往歴に肩こりや筋肉の使いすぎがみられたり，また感冒を契機に発症している例がある。後者は，感冒の炎症が頭頸部に波及するためかもしれないと考えられる。

その他，筆者の症例の中には，指圧療法を受けてから発症した例，冷房が頭頸部に長時間あたってから発症した例，首をかしげるなどの不自然な姿勢や無理な姿勢が持続したために発症した例がある。筆者には，この最後のような頭頸部の不自然な姿勢や無理な姿勢のケースが最も多いように思われる。

嫌いな上司が右側に坐っていて，右側から見られるのが嫌で左を向くことが多くなって，左斜め上を向くようになった斜頸のケースがある。しかし，この斜頸には嫌いな上司を避けたいという拒否症状としての象徴的意味は含まれてはいるが，ヒステリー性のものではなく，やはり嫌いな上司を避けているために首をかしげるなどの不自然な姿勢や局所の刺激が長く続くことになって発症した，と考えられたのである。

以上のような頭頸部に対する有害刺激が頭頸部筋群に機能異常をもたらし，痙性斜頸を発症すると考えられる。したがって，頭頸部筋群に実際に機能異常をもたらしていることからも，痙性斜頸はやはり一般的にはヒステリー性のものではなく，心身症の病態と考えられる。

斜頸の向く方向については，関与する頭頸部筋群の種類によって異なってくる。

e．遷延化・持続化の傾向

痙性斜頸の特徴の一つとして，遷延化・持続化の傾向があげられる。すなわち，一度発症すると，たとえ発症の状況が改善しても，斜頸症状そのものはなかなか改善しないのである。

以上の痙性斜頸の発現機序をまとめると，攻撃性の強い人がそれを発散できない過剰適応の状況でストレス下にあり，しかも頭頸部という局所に有害刺激が加わって，痙性斜頸を発症すると考えられるのである。

痙性斜頸の器官選択については，筆者は直接的には，このようにいわば「局所説」「末梢説」の立場をとる。この「局所説」「末梢説」を支持する根拠の一つとして，先述のような痙性斜頸のタイプ（I型，II型，III型）において病前性格や病前適応の相違がみられるにもかかわらず，同じ痙性斜頸を呈していることがあげられよう。そしてまた別の根拠として，諸外国では痙性斜頸の治療法として局所にボツリヌス毒素療法[1)]がよく試みられている点もあげることができよう。

3．痙性斜頸の治療

a．生活の改善について

まず一般的な生活の改善をはかる。

(1) 休養・休息をとること

多忙な人が多いからである。

(2) 食生活の乱れ，飲酒・喫煙，運動不足，不適切な姿勢などの問題点がみられれば，指摘し修正していく。時間をかけて患者のライフスタイルを改善していく。特に痙性斜頸になるような人は，不適切な頭頸部の姿勢をとっていることが少なくないのである。

b．薬物療法について

患者の状態と症状に応じて投薬内容を決定する。

（1） 身体的療法

（i）不随意運動に使用する薬剤

抗パーキンソン病薬（トリヘキシフェニジール，商品名アーテン）（ビペリデン，商品名アキネトン，タスモリン），など。

（ii）筋弛緩薬

エペリゾン（商品名　ミオナール），バクロフェン（商品名　リオレサール）

アフロクァロン（商品名　アロフト），チザニジン（商品名　テルネリン），など。

（iii）鎮痛薬

頭頸部に疼痛を強く訴えれば，頓用で鎮痛薬を投与する。

（2） 向精神薬療法

精神症状に応じて，対症的に投与する。

（i）抗不安薬

抗不安薬の中でも，筋弛緩作用を有するものを試みる。たとえば，ジアゼパム（商品名セルシン，ホリゾン）を6～12 mg／日，分3，食後，クロキサゾラム（商品名セパゾン）を6～12 mg／日，分3，食後，エチゾラム（商品名デパス）1.5～3 mg／日，分3，食後，など。

（ii） 抗うつ薬

たとえば，アモキサピン（商品名アモキサン）を30～75 mg／日，分3，食後，マプロチリン（商品名ルジオミール）を30～75 mg／日，分3，食後，アミトリプチリン（商品名トリプタノール）を30～75 mg／日，分3，食後，など。筆者はまだSSRI，SNRIの抗うつ薬を痙性斜頸に使用した経験はない。

（iii）睡眠薬

たとえば，ブロチゾラム（商品名レンドルミン）を0.25 mg，眠前，ゾピクロン（商品名アモバン）を7.5～10 mg，眠前，フルニトラゼパム（商品名サイレース，ロヒプノール）を1～2 mg，眠前，など。

以前には痙性斜頸を含めて不随意運動の治療にブチロフェノン系抗精神病薬（商品名セレネース，など）が使用されたが，これ自体が不随意運動を起こすので，長期の経過を考えると使用しない方が望ましい。

c. 精神療法について

まず心身症の病態一般にあてはまることから。以下のように行う。

(1) 患者の話を関心を持って聴く（積極的傾聴）。患者は，訴えや話をよく聴いてもらいたいものである。
(2) 適度な「陽性の治療関係」を形成する。
(3) 身体的な所見について十分に説明する。
(4) 患者が抱えている問題点を整理し明確化して，患者に気づかせていく。心身症の患者は他の精神障害の患者と比較すると病態レベルがよいので，問題点を指摘すると早期に気づいていくことが多い。
(5) 心身相関のメカニズムについて説明する。
(6) 感情を発散し言語化させて，身体化させないように指導する。時には不平や不満をノートに書いてもらう。
(7) 患者の自己洞察を深めさせていく。
(8) ストレスの対処法を指導する。またストレスの耐性を高めていく。

次に，特に痙性斜頸の精神療法について。

患者の生活史，既往歴，職業，病前性格，などに留意しながら，前項で述べた痙性斜頸発症の「準備状態」と，直接の「発症契機」とに注意する。これらは患者と面接を続けていくと，まもなく把握できることが多い。

葛藤や問題点の意識化は，比較的スムーズに進む。すなわち，典型的なヒステリー患者と異なり，その問題点や葛藤が比較的意識の表面にあるという印象を受ける。要するに，無意識のうちに抑圧されている（repress）というよりも前意識に禁圧されている（suppress）ケースが多く，問題点は治療の早期から見えてくることが多いのである。しかし，たとえ問題点は見えてきても，前述したように痙性斜頸はいったん発症すると容易には改善していかない。いったん発症すると，たとえストレス状態から離れて入院をしても（あるいは休職や退職をしても），すぐには軽快せず，筆者の経験では頭頸部が正中位に戻るには3ヵ月間くらいの治療期間を必要とする。いったん発症してしまうと改善するのに一定の期間を要するのは，心身症の病態の一般的特徴である。

ケースによっては，家族や職場の人から患者に関する情報を集め，家庭内の調整とか職場内の調整も積極的に行う。

心理的には，前項で触れたような「攻撃性（aggression）」の処理と発散という点が大切になる。治療上困難な点は，痙性斜頸では依存している対象人物に攻撃性も向けているケースが多いことである（対象人物に依存－攻撃的であり，ambivalent である）。したがって，患者としては葛藤的で「にっちもさっちもいかない状態」となっている。このような攻撃性を処理したり発散させたりするという点が，痙性斜頸の精神療法におけるポイントの一つである。言語化させたり，ノートに書いてもらう。

すなわち要約すると，痙性斜頸の精神療法においては患者の不満や愚痴をよく聴いてあげて攻撃性を発散させ，症状を身体化させないようにすることが重要である。

d. 行動療法について

（1）自律訓練法

別の章を参照のこと。

（2）筋電図バイオフィードバック療法

筋電図バイオフィードバック療法とは，痙性斜頸の場合には，頭頸部の筋肉の緊張度を筋電図から把握し，音や光などの患者自身にも分かるものによってフィードバックさせるように訓練を行うものである。（詳細は別の章を参照のこと。）

痙性斜頸の患者は，薬物療法とか精神療法だけでは不満足を訴えることが多い。筆者は，そのような場合に筋電図バイオフィードバック療法を併用してきた。

精神科病棟に斜頸患者を入院させると，患者からまず二つの不満が出てくる。第1は，精神科にはほかに精神分裂病などの「おかしな」患者が入院しているので，このような人たちと自分を一緒にしてもらっては困る，自分を整形外科に移して欲しい，神経内科に移して欲しい，などの不満を訴えてくる。

第2の不満は，これもほぼ必発するが，われわれが薬を処方して話を聞いていると，「先生は薬を出して話を聞いているだけで，何もしてくれない」という治療に対する不満である。大体，痙性斜頸は，せっかちで治療上焦る人が多く，何かをしてもらいたいという気持ちがとても強い。そのような訴えがあるときに，筆者は筋電図バイオフィードバック療法を併用してきた。つまり，筋電図バイオフィードバック療法が筋肉を弛緩させる訓練をするという効果だけでなく，「自分が自ら治療を行っているという実感」すなわち心理的な効用をも持たせる意味で，筆者は併用することが多かったのであった。

（3）頸部矯正訓練法

毎日鏡の前で頭頸部を正中位にする訓練を行う。このような訓練や既述の筋電図バイオフィードバック療法に対しては患者は非常に熱心で，自分から進んで一生懸命にやることが多い。最初に要領を何回か教えると，自分一人でも1日に3回，4回とやるようになる。最初はわれわれが一緒について行うが，熱心で早く良くなりたい気持ちの人が多いので，自分から一人で進んで何回もやるようになる（なかには，筋電図バイオフィードバック療法の高価な器具を自ら買い求めて，その上で頭頸部の正中位の矯正訓練をする人もいる)。鏡の前で行わせるのは，頭頸部が曲がったままでいると，次第に正中位というものが自分でも分からなくなってきているので鏡の前で確認してもらうためである。

井手[1]が頸部矯正訓練法の概要を次のような順序で説明しているので，引用しておく。井手は，外来通院患者に自宅で施行させている。

1）矯正訓練を行う前に，頸肩筋のリラックスをはかるため，自律訓練法，ジェイコブソンの筋弛緩法（筋肉に力の入った状態からゆっくりと力を緩めていく過程で，筋の緊張度の変化を体験する方法。それによって筋弛緩を得られやすくなる)，ならびに頸肩筋のストレッチ体操を習得してもらい，筋緊張を低下した状態にして矯正を行う基盤とする。

2）鏡（少なくとも上半身が写る程度のものがよい）の前で立位か座位で対面し，首の矯正動作を繰り返す。これを毎日30〜60分間行う。時間のある人は週1回の強化日を設け，1日3〜6時間施行してもらう。またその日の成果，あるいは感想を簡単に記述してもらうことにする。

3）首の矯正動作の方法については，回旋している方向から力を抜いたままゆっくりと正面に戻す方法と力を入れて無理に戻す方法とを交互に行う。正面を向けるようになったり，逆方向に首が向ける例は，逆方向から首を正面へ戻す練習をつけ加える。

4）診療の場では，患者が自宅で行っている練習の再現と評価を行い，患者にあった方法を検討する。比較的単調な方法であるために途中で挫折しやすいので，治療者の励ましと患者の苦闘する姿を思いやることが継続させるために肝要である。大切なことは訓練を継続させることである。

途中一時的に頸肩筋に強い痛みが生じたり，頸筋の痙縮が強くなることがあるので注意を要する。しかし練習を継続するうちに軽快することが多い。

ところで，片山[8]は頸運動訓練とその意義について表4のようにまとめている。これは頭頸部のリハビリテーション療法ともいえるものである。

痙性斜頸の治療法としては，筆者は初めの頃は，精神療法と薬物療法を行い，さらに患者からこれらの治療法に対する不満が述べられたときに自律訓練法や筋電図バイオフィードバック療法を併用してきた。しかし最近では，入院患者についてははじめから上記四つの療法（薬物療法，精神療法，自律訓練法，筋電図バイオフィードバック療法）を同時にすぐに開始することが多くなってきている。

表 4　頸運動訓練とその意義（片山）

a）	温浴療法：可能であれば，毎日入浴し，肩頸筋群の十分な弛緩をはかること．入浴中さらには入浴後，頸の左右回転運動を軽く行わせる．浴槽に後頭部あるいは背中をあてがうと，頸運動がしやすくなることがある．
b）	仰臥位頸回転運動：仰臥位にて抗重力筋を弛緩させ，頸の左右回転運動を行う．ついで，頭部の回転方向と反対側の頰に手掌を押し当て，それを抵抗に顔面を回転させ頭部回転方向側の胸鎖乳突筋を緊張させる．これを1回につき7〜8秒間持続させ，1日少なくとも10〜20回行わせる． ☆経過が長期に及んでいる患者では，頭部回転方向側の胸鎖乳突筋の廃用性萎縮を予防するため，とくに丹念に行わせる．
c）	閉眼-鏡-開眼・頸位矯正訓練：座位で随意的に頸回転運動が多少できるようになってきたら，鏡の前に座ってまず閉眼し，本人が正面位と思えるところまで頸を回転してきて開眼させる．そして，頸位を鏡にて確認させる．頸偏位があれば，そのズレを矯正できるまで練習させる． ☆症状が3ヵ月以上持続していたケースにおいては，本人が真っすぐだと思う顔面位が，しばしば頭部回転方向側に偏位する．客観的にみて顔面を正面位に矯正すると，患者は反対側を向きすぎているように感じる．

4．症例の提示

筆者は，初めに述べたように，痙性斜頸を欲求不満耐性（frustration tolerance）のあり方と病前のもともとの適応状態から3型に分類してきた。それぞれの代表例[3]をあげて治療の参考に供したい。

a．耐性型の症例

＜**症例1**＞45歳，男性，公務員。

右斜め上を向く斜頸と頸部痛を訴えて来院した。本例は，痙性斜頸を同様な状況で二度呈した再発例である。

性格は生真面目で責任感が強く，完全癖が認められ，社交的であるが，対人関係では周囲に気を配りすぎる傾向がある。

生活史および家族歴では，5人同胞の末っ子としてN県に生まれ，少年時代はサッカー選手として活躍し，学業成績も良好であった。高卒後，法務省に勤め，最近勤続20年の表彰を受けたという真面目な人である。33歳の時に結婚し，2人の子供がいる。精神疾患の遺伝負因はない。

現病歴をみると，39歳の時，昇進に伴い，住民とのトラブルの多い仕事に転勤した後で，主訴が発症してきている。すなわち，非常に忙しくて残業をしたり休日にも出勤してハードな仕事を続け，しかも首を傾ける不自然な姿勢をしているうちに次第に愁訴を認めるようなり，心療内科や整形外科を転々と受診している。最終的には，ある整形外科の病院で消炎鎮痛薬と筋弛緩薬を投与され，4ヵ月半で軽快した。これが第1回目の発症であり，この時は筆者は全く関与していない。

その後は問題なく経過し，41歳時に法務省の本庁に復帰した。45歳の時，再び昇進に伴い以前と同様な忙しい職場に転勤となった。1ヵ月後位から再び主訴が出現。以前の改善した整形外科病院を再受診したが，少し良くなっても仕事を始めるとすぐ悪化するため，神経内科と整形外科を受診，そして精神科の筆者のもとに紹介されて入院となったケースである。

入院後の経過では，最初は薬物療法で経過をみていた。患者は治療意欲が非常に高く，病棟内で体操や筋力トレーニングなどを積極的に行っていた。しかし，入院1ヵ月後に症状が悪化したために精神的にも抑うつ的となり，そこで筋電図バイオフィードバック療法を併用。経過は順調で，頸部症状は軽快していった。

入院2ヵ月後，症状は改善して頭頸部の位置もほぼ正中位となったが，食事時や作業時にまだ頭頸部が少し曲がるため，本人は完璧を求めて満足せず，特に退院に対しては不安を呈していた（退院を促すと不安を訴える人が，斜頸患者には多いようである）。復職に向けて上司と調整を図った。そして入院3ヵ月後に退院となり，その2ヵ月後には職場復帰を果たし，その後も経過は順調である。

本例は，生真面目な公務員であって，職場では過剰適応状態にあり，昇進および転勤という同じストレス状況下で，初発し再発した症例である（「昇進うつ病」「転勤うつ病」という言葉があるが，本例の場合は「昇進斜頸」「転勤斜頸」である。）学生時代はスポーツ好きであった。職場での信頼も厚かった。仕事上のストレスを契機に発症したが，治療意欲は非常に高く，治療関係も良好で，身体から精神に働きかける療法すなわち somatopsychic な療法（薬物療法，筋電図バイオフィードバック療法）と，精神から身体に働きかける療法すなわち psychosomatic な療法（精神療法）とを併用することによって，再発時は 3 ヵ月間で改善し，初発時よりも早期に改善している。

b. 不耐性型の症例

＜**症例 2** ＞29 歳，女性，主婦。

病院を受診した時の症状は，右下向きの斜頸と抑うつ感であった。病前の適応状態が，前述の症例とは対照的である。

生活史および既往歴をみてみる。対人関係が非常に不安定であった。小さい時から両親が不和で，父親が酒飲みで暴力をふるうため家出をしたり，異性問題で自殺未遂をしたりしている。その後も，仕事を転々とし，異性の相手も次々に変え，理想化（idealization）と脱価値化（devaluation）の傾向が強い。男性に対しては惚れっぽくて，しかも飽きやすい人である。

性格は，我がまま，逃避的，嫌なことがあるとすぐ仕事を変える，という傾向が認められる。強気で，感情が不安定で，攻撃性も強い。

本例は 19 歳で結婚，間もなく一子を持ったが，すぐ離婚して，また再婚する。

痙性斜頸発症の準備状態として考えられるのは，再婚してから，この人なりに我がままが効かない状態が続いていた。発症の直接の契機は，夫への秘密の負い目（二重瞼の手術をしており，これが夫にばれるのではないかと心配していた）があり，夫が左側に寝ていたので左側を見たくないとのことで，右側を向くことが多かったためである。

本例も薬物療法と精神療法と筋電図バイオフィードバック療法で斜頸は 1 ヵ月ほどで改善したが，しかしその後も対人関係の問題は起こし続けている。夫はいい人であったが，結局自分のほうから離婚を希望し，離婚してしまった。その後も，水商売を続けながら，妻子ある男性と関係したり，若い男性と同棲したりする。別れ話がでると，その男性の前で腹を切ったりもした。現在はまた再婚して，子供も生まれたばかりであるが，またしても別居中である。

精神医学的診断は境界パーソナリティ障害（borderline personality disorder）といえるケースである。

c. 両立型の症例

<**症例 3** >56 歳，女性。

主訴は，右上向きの斜頸と疼痛である。職業は主婦であり会社員。欲求不満耐性を家庭と職場とで使い分けてきた。

本例は清潔さを強要されて育てられ，かなり強迫的な一面を有していた。小さい時はスポーツが好きで，24 歳で結婚するが，夫やその家族と関係がうまくいかなかった。そのため，消化性潰瘍を患っている。

性格は強迫的，潔癖，徹底的，社交的，世話好きで，やや男性肌の女性である。

しかし，夫に対しては欲求不満耐性が高く，不満をいえなかった。

斜頸発症の準備状態は，夫との不仲，本人自身に夫以外の好きな愛人ができたこと，しかもその愛人に起こった女性問題に非常なショックを受けて自殺未遂を図ったこと，である。

また，痙性斜頸発症の直接の契機は，寝違えて肩凝りを訴え，指圧療法を受けたが逆に悪化してしまい，首が次第に右上向きに傾くようになっていった。整形外科を受診したが，問題ないといわれ，精神科に紹介されてきたケースである。

患者は，今になって考えると（当時は気が付かなかったが），以前の消化性潰瘍も夫との関係でなった，とはっきりいう。今回斜頸になったのは潰瘍の手術で胃を取ったために，胃がないので首にでたのではないかと本人は述べている（これも一つの症候移動 syndrome shift であろう）。本例は，斜頸は完全には良くならないままで退院となっている。現在も外来に通院中である。

d. 3型症例のまとめ

痙性斜頸の3型のまとめについて述べる（前出の表2，表3も参照)。耐性型は従来のいわば心身症型（過剰適応型)，不耐性型は不適応型，両立型は家庭と職場とで欲求不満耐性を使い分けてきた使い分け型，である。

これらの3型は痙性斜頸の治療法そのものには相違ないが，痙性斜頸の経過としては，むしろ耐性型のほうが不耐性型よりも良くなく，再発が認められている。耐性型の症例1は再発例である。しかし，不耐性型は痙性斜頸そのものの経過は良好であるが，症例2のようにその後も対人関係上のトラブルを起こし続けていることが多い。症例2は「境界パーソナリティ障害」であったが，「妄想性パーソナリティ障害」(paranoid personality disorder)で治療関係上筆者が非常に苦労させられた別の症例もある。そして，両立型では発症年齢が高いという特徴がある。というのも，この両立型では使い分けをしてきたのでなかなか発症しないですみ，高年齢になってから発症するのではないか，と考えられる。

最後に，痙性斜頸（spasmodic torticollis, ST）の3型の自験例（計13例）を表にまとめたものをあげておく（表5，表6，表7)[6]。本文に呈示した症例1は表5の症例2に，症例2は表6の症例7に，症例3は表7の症例12に相当している。

表5 Cases of type I

Case no.	1	2	3
Sex	Male	Male	Male
Age (years)	38	45	35
Chief complaints	ST (right downward), right neck pain	ST (right upward), neck pain	ST (left upward)
Occupation	Salesman	Public officer	Salesman
Past adaptive functioning	Overadaptive	Sportsman, adaptive, reliable	Overadaptive, not married
Personality trait	Timid, sober, sociable, suppressive, repressive, highly frustration-tolerant	Sober, cautious, sociable, responsible, highly frustration-tolerant	Sober, talkative, tedious, demanding, manipulative. Latently aggressive, highly frustation-tolerant
Stressors	Job	Job, promotion, transfer of office	Job, troubles with superior
Direct cause of ST	Common cold	Unusual posture	Unusual posture
Treatments	Pharmacotherapy, psychotherapy, biofeedback therapy, change of job	Pharmacotherapy psychotherapy, biofeedback therapy, change of station	Pharmacotherapy, psychotherapy, biofeedback therapy, autogenic training
Course	Improved after 3 months treatment.	Improved after 3 months treatment.	Improved after 2 years treatment.
Other remarks	Recurrent case (the first onset was one and-a half years prior)	Recurrent case (the first onset was 6 years prior).	Mild case, chronic and prolonged. Still on job.

4	5	6
Male	Male	Male
32	24	20
ST (left downward), head tremor	ST (left upward) right neck pain	ST (right upward),
Salesman	Salesman	Salesman
Overadpative not married	Overadaptive	
Sober, nervous Latently aggressive, highly frustration-tolerant	Sober, gentle, reserved, honest, highly frustration-tolerant	Timid, sober, gentle, highly frustration-tolerant
Job, troubles with superior	Job, change of station	Job
Denial, unusual posture	Skiing	Start of job
Pharmacotherapy, psychotherapy, biofeedback therapy, change of job	Pharmacotherapy, psychotherapy, biofeedback therapy, autogenic training	Pharmacotherapy, biofeedback therapy
Slightly improved (on treatment).	Improved after 3 months treatment.	Improved after 3 months treatment.
Mild case, chronic and prolonged, complicated with diabetes mellitus.	The age of onset is young. Recurrent case (the first onset was 1 year prior).	The age of onset is young.

表6 Cases of type II

Case no.	7	8
Sex	Female	Female
Age (years)	29	19
Chief complaints	ST (right downward), depression	ST (left upward), neck pain
Occupation	housewife	factory employee
Past adaptive functioning	Maladaptive, very unstable relationship runaway from home, suicidal attempts, many job changes, many male relations	Maladaptive, delinquent, family problems, many job changes, many male relations
Personality trait	Egoistic, avoidant, emotionally unstable, aggressive, frustration-intolerant	Egoistic, capricious weak will, not serious, frustration-intolerant
Stressors	Remarriage, eagerness for job	Job, troubles with the superior
Direct cause of ST	Inferiority complex, unusual posture	Change of office, unusual posture
Treatments	Pharmacotherapy, psychotherapy, biofeedback therapy	Pharmacotherapy, psychotherapy, biofeedback therapy
Course	Improved after 1 month treatment	Improved after 6 months treatment
Other remarks	The psychiatric diagnosis is borderline personality disorder. (No recurrence of ST, but troubles with human relations.)	The psychiatric diagnosis is hysterical personality disorder. The age of onset is young.

9	10	11
Male	Male	Male
34	38	49
ST (left upward)	ST (right)	ST (upward), back neck pain
barber	salesman	unemployed for 5 years
Maladaptive, after the marriage, a sportsman	Maladaptive, many job changes, not married	Maladaptive, whiplash injury, cardiac neurosis
Egoistic, capricious, extroversive, aggressive, frustration-intolerant	Introversive, strained, frustration-intolerant	Egoistic, capricious, stubborn, aggressive, frustration-intolerant
Marriage, birth of daughter, job	Job	Long-term unemployment, inferioriry complex
Common cold	Troubles with the superior and colleagues	Cooling down the neck by air-conditioner at 'pachinko' parlour.
Pharmacotherapy, psychotherapy, biofeedback therapy	Pharmacotherapy, psychotherapy, autogenic training	Pharmacotherapy, biofeedback therapy
Improved after 5 months treatment.	Improved after 2 months treatment.	Improved after 5 months treatment.
	Case of outpatient department, recurrent case (The first onset was 3 years prior.)	

表7 Cases of type III

Case no.	12	13
Sex	Female	Female
Age (years)	56	45
Chief complaints	ST (right upward), back neck pain	ST (right upward)
Occupation	Saleswoman, housewife	Saleswoman, housewife
Past adaptive functioning	Adaptive at the office but maladaptive at home, sportswoman, troubles with her husband, past history of gastric ulcer	Asthenic, adaptive at home but maladaptive at the office
Personality trait	Obsessive, neat and tidy, perfectionistic, frustration-intolerant at the office, highly frustration-tolerant at home	Timid, repressive, perfectionistic, frustration-intolerant at the office, highly frustration-tolerant at home
Stressors	Troubles with her husband, lover problems	Job, promotion
Direct cause of ST	Stiffness of the neck, finger-pressure therapy	Unusual posture
Treatments	Pharmacotherapy, psychotherapy, biofeedback therapy	Pharmacotherapy, psychotherapy, biofeedback therapy
Course	Slightly improved (on treatment).	Improved with the treatment at outpatient department.
Other remarks	The psychiatric diagnosis is hysterical personality disorder ; syndrome shift from gastric ulcer to ST ; different frustration tolerance at home and at the office. The age of onset is older.	The psychiatric diagnosis is hysterical personality disorder ; syndrome shift from retrocollis to ST ; diffierent frustration tolerance at home and at the office. The age of onset is older.

文 献

1）井出雅弘：痙性斜頸．クルズス 心療内科（久保木富房，熊野宏昭，佐々木直編），P 169～180，星和書店，東京，2000．
2）柏瀬宏隆：アレキシサイミア．新版 精神医学事典（加藤正明，他編），P 23，弘文堂，東京，1993．
3）柏瀬宏隆：痙性斜頸について－三型分類の提案．日本医事新報 3790：17-21，1996．
4）柏瀬宏隆：神経・筋肉系心身症－痙性斜頸について．臨床精神医学講座 6：身体表現性障害・心身症（吉松和哉，上島国利編）．P 431-438，中山書店，東京，1999．
5）柏瀬宏隆，加藤誠：痙性斜頸からみた心身症の発現機序と器官選択－精神科の立場から－．心身医学，39：120-125，1999．
6）Kashiwase H, Kato M：The classification of idiopathic torticollis；Three types based on social adaptation and frustration tolerance. Psychiatry and Clinical Neurosciences 51；363－368, 1997.
7）片山義郎：痙性斜頸の神経精神医学的研究．慶応医学 59：357-383，1982．
8）片山義郎：筋肉系心身症の治療－痙性斜頸．今日の心身症治療（小此木啓吾，他編）．P 226-233，金剛出版，東京，1991．

D. 神経内科の立場から

はじめに

痙性斜頸*1（spasmodic torticollis；近年は頸部ジストニア cervical dystonia と呼称される）は，大脳基底核を中心とする運動制御システムの機能障害により，頭頸部の偏倚を生じる局所性ジストニア（focal dystonia）である。大半は特発性であるが，ジストニアを生じる種々の疾患の部分症としてもみられる（表1）[13]。特発性ジストニアは浸透率の低い（成人発症例では約12%）常染色体性優性遺伝と考えられており，一部の家系では原因遺伝子が同定されている[3]。なお，精神的負荷はしばしば痙性斜頸の発症や

表1 病因によるジストニアの分類[13]

分類	例
Neurochemical	
primary（いわゆる特発性ジストニア）	家族性，孤発性
dystonia-plus syndrome	dopa-responsive dystonia
Secondary（いわゆる症候性ジストニア）	脳性麻痺，薬物，代謝性，心因性
Heredodegenerative	神経系変性疾患（家族性，孤発性）
other dyskinesia syndromes with dystonia	dystonic tic を伴うチック症，発作性ジスキネジア
pseudodystonia（ジストニアに含まれない）	脊髄空洞症，Chiari 奇形

ジストニアは下線で示した4型に分類される。なお，原因遺伝子が次々と同定されるに伴い，従来用いられた「特発性（idiopathic）」「症候性（symptomatic）」という表記は不適当になりつつある。

*1 日本神経学会の正式名称は「攣縮性斜頸」

増悪の契機となり（80％以上が精神的ストレスで増悪）[22]，また痙性斜頸患者において強迫性性格が認められると報告されているが[1]，純粋に心因性と考えられる例はまれ（ジストニアとして受診した患者の2.1～2.9％）である[11,12,44]。

本項では，痙性斜頸の治療法として，①内服薬，②ボツリヌス毒素，③MAB療法，④鍼治療，⑤リハビリテーションについて述べる。なお一部で自然寛解（および再発）を認めるが，本稿では論考を省略する。

1．内服薬

第1選択は抗コリン薬である。トリヘキシフェニジル（アーテン®）の大量療法が行われる。2 mg/日から開始して，次第に増量して20～30 mg/日とする。Bransらは1日量を24 mgまでとして有効率をボツリヌス毒素（後述）と比較した[2]。評価スケールとしてTWSTRS-disability（付表1）[9]を用いた場合の有効率は18.8％，Tsui scale（付表2）[56]を用いた場合の有効率は37.5％であった。これらはいずれもボツリヌス毒素による治療成績（TWSTRS-disabilityで42.8％，Tsui scaleで71.9％）よりも劣っていた（各々$p=0.059$，0.012）。このように，抗コリン薬の有用性は高いとはいえず，また増悪例もある。有効例でも，眠気・口渇・羞明感・便秘などのため，十分な増量ができなかったり，副作用のために使用を断念せざるを得ないことが少なくない。なお使用開始前には，緑内障や前立腺肥大症などの禁忌事項の有無を問診すべきである。

その他の薬物も用いられるが，少数例を除き確実な効果は期待できない。抗不安薬ではジアゼパム（セルシン®），ロラゼパム（ワイパックス®）など，抗てんかん薬としてクロナゼパム（ランドセン®，リボトリール®）やカルバマゼピン（テグレトール®）など，筋弛緩薬としてバクロフェン（リオレサール®，ギャバロン®）やダントロレン（ダントリウム®）などが用いられる。また，トリヘキシフェニジル以外の抗パーキンソン病薬にも有効な例がある一方，逆にドパミン遮断作用をもつ薬物が有効な例がある。抗パーキンソン病薬としてはレボドパ（ネオドパストン®，メネシット®）やドパミン作動薬としてブロモクリプチン（パーロデル®），ペルゴリド（ペルマックス®）など，ドパミン遮断薬としてはハロペリドール（セレネース®）やチアプリド（グラマリール®）などがしばしば用いられる。一般にドパミン遮断薬は遅発性ジストニア（tardive dystonia）の原因となるが，特発性ジストニアの一部に有効例があり，ジストニアの脳内機序が神経伝達物質の単純な欠乏や過剰に起因するのではないことを示している。

これらの優先順位については主治医の経験や好みによる違いが大きい。著者はまずトリヘキシフェニジルを試み，これに補足して，①精神的ストレスによる増悪がみられる例では抗不安薬（症状によっては三環系抗うつ薬），②振戦やジストニア性ミオクローヌス（dystonic myoclonus）などの運動要素を伴う例ではクロナゼパム，③筋緊張がつよい例では筋弛緩薬を用いることが多い。ドパミン系に作用する薬物については，作動薬と遮断薬とのいずれが有効であるかが使用前には判らないことが多いので，慎重を要する。とくに，喉頭ジストニア（laryngeal dystonia）を合併して呼吸の途絶を訴える例や嚥下障害がつよい例では，増悪した場合に窒息の危険があるので（喉頭ジストニア自体による呼吸障害の場合，現実には意識消失の時点でジストニアが消失するため，理論的には窒息死の危険はまずないと思われる。しかし，転倒などによる二次的な問題発生や以後の診療における信頼関係の棄損などを考えると好ましくない），ドパミン系薬物は外来ではできるだけ使用しないのがよいと考える。

なお厳密には，痙性斜頸を適応症とする内服薬は本邦には存在しない。

2．ボツリヌス毒素[28)]

ボツリヌス毒素は食中毒の原因毒素であり，ボツリヌス菌（Clostridium botulinum）によって産生される。ボツリヌス毒素は神経筋接合部で神経終末に作用し，アセチルコリン放出を阻害することで神経筋伝達を遮断して筋の麻痺を来す。その作用は強力で，自然界でもっとも生物活性が高い物質であることから，当初は生物兵器としての開発が進められ，その途上で医学利用の道が開けた。臨床応用は1970年代に斜視に対して始まり[49)]，その後種々の局所性筋緊張亢進症に対して用いられるようになった。現在では，非常に多様な疾患に対して有効性が報告されている[5)]。

現在，本邦ではほかに眼瞼痙攣（blepharospasm）と片側顔面痙攣（hemifacial spasm）とに対して適応承認されている[21,32,35,48)]。痙性斜頸に対しては，1980年代以降世界中で用いられ，有効性が確認されているほか[15)]，本邦でも治験が行われ，良好な成績であった[35,36)]。海外では，痙性斜頸の治療の第1選択はボツリヌス毒素である。本邦でも2001年6月に承認されたので，今後は第1選択の治療法になると予測される。

a．ボツリヌス毒素の一般的性質

ボツリヌス毒素は蛋白質であり，抗原性によってA〜G型に分類されている。このうち本邦で治験が行われたのはA型毒素である。A型毒素は神経筋接合部で神経終末の受容体に結合して取り込まれ，二重鎖のうち軽鎖が細胞質内に挿入されて，アセチルコリン放出に関わる蛋白であるSNAP 25を酵素的に切断し，アセチルコリン放出阻害を来す。毒素の神経終末への接合は概ね24時間以内に終了し[50)]，臨床効果は治療の翌日以降（1週間以内）に出現する。効果の持続は平均3〜4ヵ月であるが[25)]，個人差が大きい。なお従来は，神経終末に対する効果は永続し，筋力の回復は神経筋接合部の新生によると考えられてきたが，最近では毒素が作用した神経筋接合部も機能を回復しうることが報告されている[10)]。

毒素は凍結乾燥結晶で供給され，冷蔵保存とする。1バイアル中に100単位（1単位＝1マウス腹腔内投与LD 50。ボトックス注®ではおよそ20単位/ng）[5,6)]の毒素が含まれる。使用時に生理食塩液で溶解するが，溶解後は失活が促進されるので4時間以内に使用し，使用後の残薬はアルカリ性物質（次亜塩素酸ナトリウムなど）で失活操作を行って廃棄する。

b．治療法

ボツリヌス毒素による治療（ボツリヌス治療）は筋肉内注射によって行

表 2 頭位偏倚と代表的な原因筋，およびボツリヌス毒素の用量

	回旋 同側	回旋 対側	側屈	前屈	後屈	肩挙上	毒素量（単位）	
胸鎖乳突筋		◎	○	◎			40〜80	
僧帽筋	○	○	○		○	◎	60〜100	
板状筋	◎		○		◎		60〜100	片側計 120 まで
頭半棘筋					◎		40〜80	片側計 120 まで
頸半棘筋					○		40〜80	片側計 120 まで
肩甲挙筋			◎			◎	60〜100	
前・中・後斜角筋			◎				40〜80	
広頸筋	○		○	○			40〜80	
オトガイ下筋群				○			10〜20	

各偏倚でしばしば注射対象となる筋を示した（◎は初回治療の標準的な対象筋を示す）。健常人における作用とは必ずしも同一でない。なおボツリヌス毒素量は片側への初回参考量であり，実際には個々に調節する。

う。毒素の濃度は生理食塩液の量によって調節できるが，著者は計算の便宜などを考えて，100 単位/ml となるように調製している。

ボツリヌス毒素の作用部位が神経筋接合部であることから，本来は終板領域（endplate zone）へ注射するのが望ましい。しかし，大半の筋では終板領域が明らかになっていないので，筋腹全体に毒素がゆきわたるように，筋の数ヵ所に分注することが多い。痙性斜頸では，1ヵ所あたり 10〜25 単位とし，筋腹全体に 3〜4ヵ所分注とする。なお痙性斜頸の場合，使用する注射針は 23 ゲージを標準とする。

痙性斜頸における注射量は，初回は概ね 200 単位程度（2〜3 筋に分注）である。対象とする筋や各筋への注射量は，患者の頭位や重症度によって異なる。一般に，大きく筋力のつよい筋へは多くの毒素が必要である。表 2 に，頭位偏倚と代表的な対象筋およびおおよその注射量を示す。

① 回旋（図 1）

回旋にもっとも寄与する筋は対側の胸鎖乳突筋である。また，回旋側の後頸部筋（板状筋，僧帽筋）も関与する。僧帽筋の作用は，解剖学の成書には対側回旋と記載されているが[51]，これはわれわれの表面筋電図の結果と異なっており，表面筋電図では僧帽筋の収縮は同側回旋時に認められる。ただし，前縁部には胸鎖乳突筋を補助する対側回旋の作用がある。

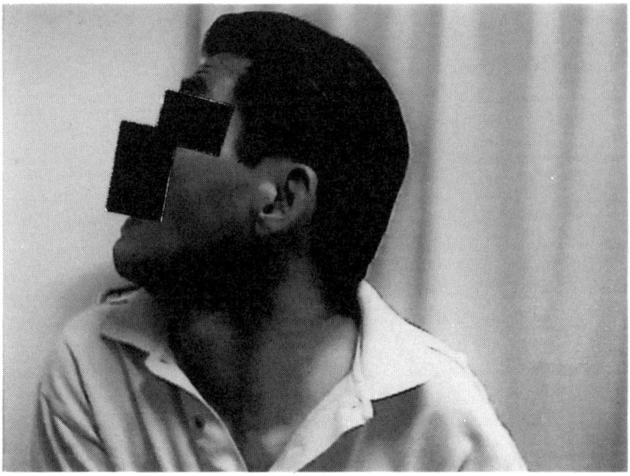

図1　回旋
46歳男性。病歴1年9ヵ月。正常頭位は短時間しか維持できず，つよい右旋を生じる。

通常，胸鎖乳突筋へは60〜80単位程度を3〜4ヵ所に分注する。後頸部筋へは初回量計100単位以上必要と考えられる。

② 側屈（図2）

側屈でも同側の胸鎖乳突筋が関与していることが多い。しかし，触診・視診で胸鎖乳突筋の収縮を認めない場合も少なくない。このほか，同側の斜角筋群や肩甲挙筋，僧帽筋などが原因筋となる。筋あたりの毒素量は通常60〜80単位とする。

③ 前後屈

前屈（図3）では両側の胸鎖乳突筋が関与する例が多く，その場合には各々に注射を行う。ただし，両側胸鎖乳突筋へ同時にボツリヌス治療を行うと，咽喉頭部に毒素の作用がおよんで嚥下障害を来す可能性があるので，初回は注射量を若干減じるのがよい（40〜60単位/筋程度）。胸鎖乳突筋の収縮を認めない場合には，オトガイ下の筋（顎二腹筋や顎舌骨筋など）や椎前筋群（頭長筋，頸長筋など）が関与していると思われる。オトガイ下の筋へはボツリヌス治療が可能であるが，舌筋に作用がおよぶと構語障害や咀嚼・嚥下障害を来すので，毒素量は両側計20〜40単位程度で開始することが望ましい。また，椎前筋へは経皮的に治療できない。したがって，前屈に対す

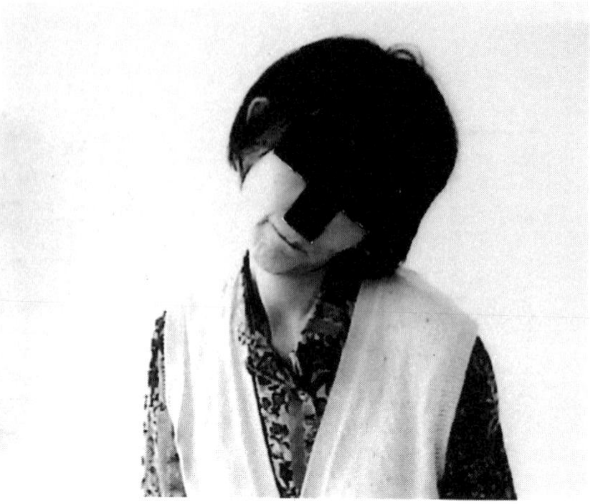

図2　側屈
38歳女性。病歴2年6ヵ月。安静時はほぼ正常姿勢であるが，足踏みや歩行で著しい左屈を生じる。

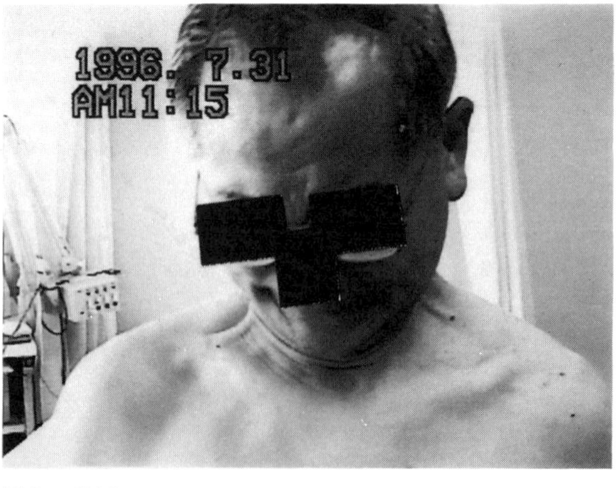

図3　前屈
59歳男性。病歴5年。間欠性の前屈を生じるほか，眼瞼痙攣の合併がある（この写真では目を覆ったが，皺眉筋・鼻根筋の収縮が観察できる）。

るボツリヌス治療の効果には限界がある。

後屈（図4）に対しては，後頸部筋への治療を行う。一般に後頸部筋は強

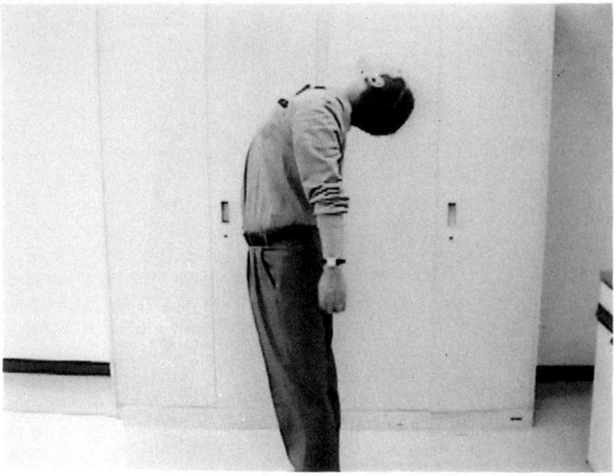

図4　後屈
44歳男性。病歴3年。遅発性ジストニアである。著しい後屈があり，脊柱の前彎を伴う。そのため患者は前方を見ることができない。

力であり，片側につき100〜120単位（計200〜240単位）使用しても効果が不十分なことがある。しかし，筋力を落としすぎると首下がりが生じるので，初回はこれ以上増量すべきでない。また，長期にわたる過剰収縮によって後頸部筋が肥大している患者では，通常用いる注射針では深部の筋層まで薬液が到達しないため，効果が不十分に終わる。その場合にはカテラン針を用いて深部筋（頸半棘筋や多裂筋）の治療を行う。なお後屈には胸腰椎の前彎（lordosis）を合併する例が少なくない（図4）。その場合には後屈とそれに伴う前方視障害が増強されるが，脊柱前彎のボツリヌス治療は困難である。

④ 下顎突出

下顎突出は後屈の一種であり，後頸部筋（とくにその上部）への注射で対応する。図5に，後頸部筋上部への治療によって改善した例を示す。

⑤ 肩挙上

肩挙上には肩甲挙筋や僧帽筋への注射を行う。現実には側屈か肩挙上かの区別が困難な例がある（両者の合併も多い）。筋あたり60〜100単位程度使用する。

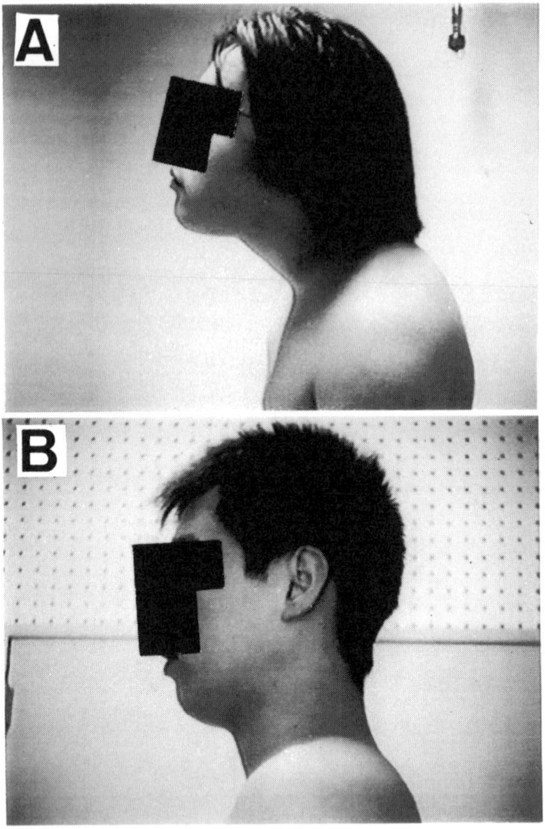

図5　下顎突出
25歳男性。病歴5ヵ月。本例の下顎突出（A）は後頸部筋上部へのボツリヌス治療によってほぼ消失した(B)。

⑥ 側彎

側彎には，傍脊柱筋へ治療を行う。傍脊柱筋は強力な筋であるため，曲率がもっとも大きい部分を中心として，凹側に100〜150単位程度を分注する。X線写真で側彎の状態を記録すると，注射部位の選択や効果の検討に役立つ。ただし，一部の患者では頭位偏倚を矯正するための二次性側彎と考えられる場合がある。すなわち，側彎に対する治療を行わなくても，他の偏倚に対する治療のみで側彎が軽快する場合があるので，初期治療の対象とはしな

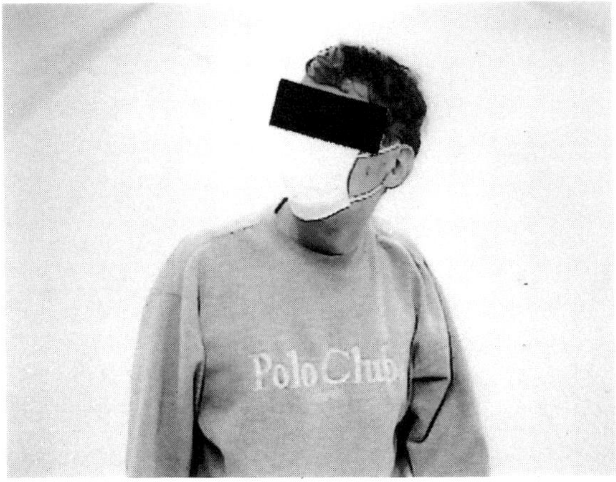

図6　体軸捻転
50歳男性。病歴2年6ヵ月。右旋が主であるが，体軸を捻転して右肩を前に出すことによって正面視を可能にしている。

いことが多い。

⑦ 体軸捻転（図6）

体軸が回旋している場合である。通常，体軸捻転は頭部回旋に対する二次的な姿勢異常であると考えられる。すなわち，正面視を維持するために，頭位が左旋の場合には左肩を前，頭位が右旋の場合には右肩を前に出していることが多い。この場合，回旋の治療が成功すると体軸捻転は消失する。したがって通常，ボツリヌス治療の対象とはしない。

⑧ 振戦などの不随意運動

痙性斜頸には振戦などの頸部不随意運動がときに合併する。振戦はno-no type（首を左右に振る）の場合が多いが，前後屈を主とする例ではyes-yes type（首を前後に振る）のことがある。no-no typeでは回旋，yes-yes typeでは前後屈の場合に準じて治療するが，固定した姿勢異常に比べて効果は劣る。

⑨ 痛み

痙性斜頸の約70%で頸部痛を伴う[7,24]。必ずしも筋の過剰収縮が原因とはいえず，偏倚がつよくても痛みのない例や，逆に偏倚がほとんどなく，痛みが主訴である例もある。

ボツリヌス毒素には除痛効果があるとされている[54]。痛む部位に注射することを原則とするが，異常姿勢を矯正するために正常な筋を過度に緊張させ，二次的に痛みを来している場合があるので，その場合には治療を行わず，偏倚に対する治療を優先する。

c. 有効率

痙性斜頸におけるボツリヌス治療の有効率は，おおむね60〜90％と報告されている[15,23]。治療初期から効果を認めない例をprimary non-responder (pNR)，初期には有効であったが経過中に効果を失う例をsecondary non-responder (sNR) という。pNRの場合，治療部位の誤り，治療不可能な筋の関与，「もぐら叩き」現象（被治療筋の緊張は減少したが，他の協働筋agonistの活動が強まり，元の異常姿勢が再現される現象）[34]，治療前からの抗毒素抗体陽性（過去のボツリヌス毒素曝露などによる）などが考えられる。sNRでも，治療不可能な筋の過剰収縮が残った場合（「もぐら叩き」現象として生じる可能性もある）が考えられるが，もっとも問題とされているのは，抗毒素抗体の誘導である（後述)。また，ジストニアは筋の過剰収縮（とくに「共収縮（co-contraction)」）のみを来すのではない。本来随意運動として駆動すべき筋が，麻痺ではないのに正常に駆動されないという現象（「陰性ジストニア（negative dystonia)」）も存在する（図7）[40]。ボツリヌス治療で治療可能な筋の緊張がすべて低下したのに，なお頸部を斜頸位と逆方向に回旋できないという例はしばしば経験される。この場合，回旋方向と対側の胸鎖乳突筋のレリーフが出現しないことが多い（図8)。そして，胸鎖乳突筋が随意的に駆動されないために，回旋を阻害する他の要因がないにもかかわらず，回旋が困難となる（他の協働筋を用いて正常に回旋できる例もある)。共収縮はボツリヌス治療の対象であるが，陰性ジストニアは筋の過剰収縮ではないので，治療対象とはならない。したがって，陰性ジストニアもsNRの原因である。陰性ジストニアに対しては鍼治療による筋活動の促通が有効と考えられる[52]。

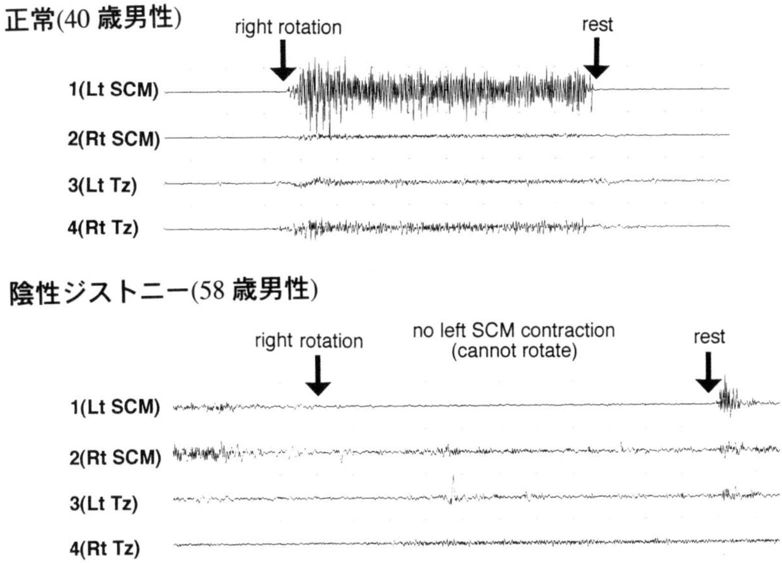

図7　陰性ジストニアの表面筋電図（文献 40 から一部引用）
正常では回旋時に対側の胸鎖乳突筋（SCM）が収縮するが，図の症例では，右回旋を指示しても左胸鎖乳突筋が収縮せず，回旋できない（陰性ジストニア）。500 msec/div，500 μV/div で記録。

d．副作用

（1）一般的な副作用

ボツリヌス毒素は蛋白質であるため，アレルギーに備える必要がある。発疹や局所の腫脹はときに認められるが，現実には重篤なアレルギーの報告は少なく[30]，また全身のアナフィラキシーによるショックは報告されていない。もっとも多い副作用は，毒素の効果が過度に生じたことによる被治療筋の過度の，あるいは隣接筋の麻痺による症状である。

痙性斜頸の場合，頸部筋に隣接する咽喉頭筋に作用がおよんで嚥下障害を来す例がときにある（局所浸潤によるのではないとの考えもある）[8,17]。また，後頸部筋の過度の麻痺によって首下がりを呈することがある。なお，眼

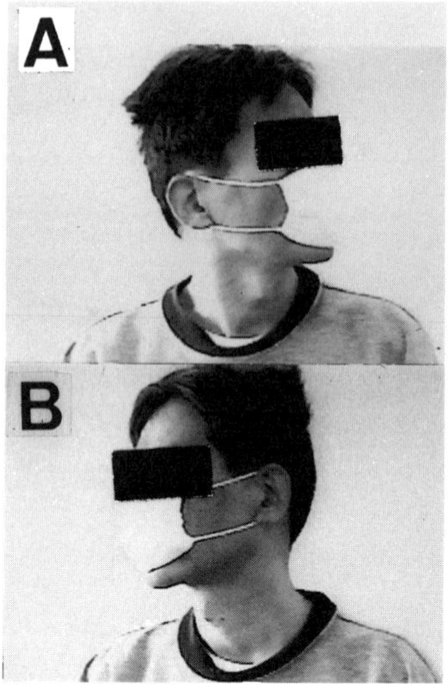

図 8　胸鎖乳突筋の陰性ジストニア
50 歳男性。病歴 2 年 9 ヵ月。左旋を主とする斜頸である。斜頸位よりもさらに左旋した際には右胸鎖乳突筋のレリーフが明瞭であるが（A），偏倚に抗して右旋した際には左胸鎖乳突筋のレリーフが出ず（陰性ジストニア），また右旋角度も制限されている（B）。

瞼痙攣や片側顔面痙攣における使用量と比較して，痙性斜頸では約 10 倍量の毒素を使用するため，神経筋接合部に異常を来す疾患の合併例では全身の麻痺を来す恐れがあり，治療禁忌である[37,55]。

（2）抗毒素抗体

痙性斜頸のボツリヌス治療では，眼瞼痙攣や片側顔面痙攣の場合よりも蛋白負荷量が多いため，抗毒素抗体を誘導する可能性がある。抗体が生じると毒素は中和されて効果を失う。近年，治療を数年間休むことで抗体が陰転したとの報告や[48]，血漿除去療法によって抗体を除去したのち治療を行う試みなどが報告されているが[43]，本来は抗体をつくらない工夫が必要である。異種蛋白を体内に注射する以上，抗体誘導を完全に回避することはできないが，できるだけ注射量を少なく，注射間隔を長くすることによって，誘導の可能性は減少すると考えられている[16)]。また，過去の報告では，痙性斜頸における抗体誘導の可能性は数％～10％程度と考えられてきたが[16)]，ボトックス注®に関しては過去の製品（1979年製）に比べて現在の毒素は非活性が数倍に向上しているので[6)]，同一の毒素単位数でも蛋白負荷量が格段に減っており，抗体誘導の可能性について再評価の余地がある。

3．Muscle Afferent Block（MAB）療法[41)]

痙性斜頸に対するボツリヌス治療が本邦で認められていなかった時代に代替法として開発されたのが muscle afferent block（MAB）療法である。

a．MAB療法とは

1919年，Liljestrand と Magnus は，動物の除脳硬直がプロカインの筋肉内注射で消失することを見出し，これを筋の感覚神経のブロック（muscle deafferentiation）によると考えた[31)]。また1924年に Walshe は，Parkinson 病の固縮がプロカインの筋肉内注射で軽減することを見出した[57)]。Walshe もまた，筋の感覚系のブロックを作用機序として推定した。しかし，作用の持続時間が非常に短いことから，臨床応用は見送られ，忘れられていた。

痙性斜頸に対してボツリヌス治療が適用できなかったことから，Kaji らは局所麻酔薬に無水エタノールを加えることで上記の作用の持続時間を延長することを試み，臨床応用に成功した[26,27)]。これが MAB 療法である。

MAB療法は0.5％リドカインと無水エタノールとを用量比10：1で筋肉内注射する治療法である。両者を別の注射器にとり，三方活栓で連結して，まずリドカインの70～80％を筋肉内注射したのちエタノールを全量，その後リドカインの残量を注射する。1回につきリドカイン量で筋あたり25

ml，1回総量 50 ml（エタノールはその 10 分の 1）を最大量とし，原則として週に 2 回治療を行う。筋の選択は原則としてボツリヌス治療に準じ，注射量は筋の容量を考慮して調節する。リドカインの添付文書改定に伴い，初回はショックに備えて静脈確保を行い，また初期の数回は入院の上で治療することが望ましい。

有効例と無効例との区別は比較的はっきりしており，10 回以内の治療で効果の有無を判定できることが多い。ただし，われわれは 20 数回の治療後に効果が出現し，ほぼ完全寛解に至って退院した例も経験している（図 9）。注射部位を超音波検査でモニタすることにより，正確な部位同定ができるほか，治療直後に不随意収縮の停止が確認できる[42]。また，頸部筋の MRI 検査によって過去の治療部位が T 2 強調像で高信号に描出されることから，過去の治療部位の正確さを判定したり，未治療部位を確認したりできる[47]。

b．作用機序

MAB 療法の効果には即時効果と長期効果とがある。即時効果は治療直後から認められ，しばしば短時間（数分～数時間）で消失する。長期効果は一般に反復治療によって得られ，一旦得られた効果は数ヵ月以上持続することが多い。即時効果は毎回認められるが長期効果が認められない例の存在から，両者には機序の違いがあると考えられる。

（1）γ 運動神経ブロック

MAB 療法で用いるリドカインとエタノールとは，いずれも神経線維の Na^+チャネルをブロックする作用をもつ。この作用は大径線維よりも小径線維に働くので，Walshe が想定した大径の Ia 感覚線維への作用は考えにくい。MAB 療法では，筋紡錘の γ 運動線維への作用によって筋紡錘の感受性が低下し，筋紡錘からの求心性活動が減少することで筋緊張が低下すると考えられている。また，病理所見では単回治療後に筋紡錘の選択的変性が確認されているので（未発表），錘内筋線維への直接作用もあると考えられる。筋紡錘への作用は MAB 療法の即時効果・長期効果のいずれにも関与してい

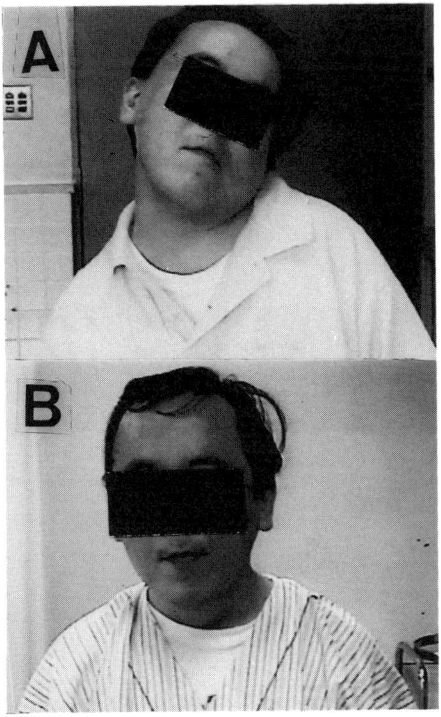

図9　MAB療法による治療例

35歳男性。病歴11ヵ月で治療開始。左旋・左屈・後屈・左肩挙上を呈した（A)。MAB療法を20回行った時点では効果を認めなかったが，その後急速に改善し，約30回の治療によりほぼ完全寛解した（B；治療開始から約4ヵ月後)。

ると考えられる。

（2）α運動神経ブロック

とくにエタノールは組織障害性が高いので，γ運動神経のみが選択的に障害されると考えるのはむしろ不自然である。われわれは痙性斜頸患者23例でMAB療法前・反復治療中・治療終了後に被治療筋の針筋電図を行い，所見の推移を観察した[39]。その結果，反復治療中は主として筋原性変化を認めるが，治療を終了すると次第に神経原性変化が優位となった。これは，治療によって筋線維と筋内神経（α 運動神経）とがともに障害されるが，治療中は筋障害によって神経原性変化が隠蔽され，治療を終了して筋の修復が進むとともに神経障害の所見が目立ってくると説明できる。筋原性変化が軽快しても治療効果は持続するので，長期効果には α 運動神経ブロックの関与の方が大きいと考えられる。この機序は，いわば内科的な選択的末梢神経遮断術に相当する。

（3）中枢性機序

ジストニアは感覚情報の処理・統合異常であると認識されつつある[18,19]。感覚入力パターンが変化することでジストニア患者における脊髄の相反性抑制[45]や脳内の皮質内抑制機序[14]が改善する（いずれもボツリヌス治療前後で比較）と報告されているので，MAB 療法による筋紡錘の感受性低下は間接的に中枢の運動調節機序を変化させ，症候改善に寄与している可能性が大きい。

また飯島らは，MAB 療法と同様の手技によって生理食塩液のみを筋肉内注射することで，被治療筋の不随意収縮が減少したと報告している[20]。これには薬理作用が介在しないため，物理的刺激による感覚トリック（特定の感覚刺激によってジストニアが改善あるいは悪化する現象）の関与が推定された。効果が数日以上持続した例では，感覚刺激によって，ジストニアの原因となっている中枢の運動サブルーチン*2 がリセットされたと考えられる。MAB 療法でも同様の機序が想定できる。

c．有効性

過去の報告では，痙性斜頸における MAB 療法の有効率は 57～75%とされている[33,38]。Sakamoto らの報告では，痙性斜頸の病型によって有効率が

---

*2「サブルーチン」はコンピュータ用語で，ある処理をまとめて部品化したプログラムをいう。特定の動作には固有のサブルーチンがあり，ジストニアは特定のサブルーチンの異常である，と考えることで，その動作特異性（task specificity）などが説明できる。

異なり，異常姿勢が固定している tonic type では 87％（30 例中 26 例），間欠的に斜頸姿勢を認める intermittent type では 55％（11 例中 6 例），つねに頭位が変転して定まらない continuous type では 0％（9 例中 0）であった[46)]。すなわち，特定の偏倚に固定していて，変動の少ない病型において有効率が高かった。これは，注射の対象となる筋を決定しやすいためと考えられるほか，運動要素を伴う場合に比べ，斜頸に直接関与している筋数が少ない可能性もあると思われる。また，前後屈を主とする例では，回旋を主とする例に比べて効果が劣る印象がある。

d．副作用

MAB 療法の禁忌および主な副作用を表 3 に示す。リドカインによるアナフィラキシーには，とくに初回治療では静脈確保を行って備える必要があり，過去に局所麻酔薬によるショックの病歴がある場合には MAB 療法は禁忌である。また，添付文書記載の主要な副作用については治療前に説明しておくべきである。エタノールについては，使用量が最大でも 5 ml（度数 5％のビールに換算して 100 ml 相当）と少量ではあるが，アルコールに極

表 3　MAB 療法の禁忌および主な副作用

治療禁忌	・麻酔薬による重大な副作用の既往 　アレルギー，高熱，意識障害，振戦，痙攣など ・麻酔薬の使用禁忌事項 　注射部位の炎症など ・アルコール不耐症・過敏症
注射時または直後にみられる副作用	
	・局所痛 ・酩酊 ・出血 ・一過性感覚障害 ・一過性運動麻痺
反復治療による副作用	
	・局所痛 ・筋硬結

端に弱い患者ではこの量でも悪酔いする可能性がある（著しい場合には禁忌と考える）。また，飲酒習慣がある患者でも，注射直後はふらつきなどを生じることがあるので，初回治療では注射量を控えめにするのがよい（著者は初回量をリドカイン 10～20 ml，エタノール 1 ～ 2 ml とすることが多い）。逆にアルコール中毒者では，少量のエタノールが飲酒の引き金になったり，急な性格変化などを生じる恐れがあるので，精神神経科の主治医がある場合には許可を得てから治療を行うことが望ましい。

MAB 療法特有の副作用として，次のような症候がある。

（1）感覚障害・運動麻痺

薬液が筋膜の針穴から漏れて皮下を麻酔すると，感覚障害を来す。また，運動神経に薬液が作用すると，運動麻痺を来す。通常は 30 分程度で改善するが，まれに麻痺が数週間持続する例があり，その場合には回復するまで同部の注射を休むことが望ましい。

（2）局所痛

エタノールが，リドカインの浸潤していない部分に浸潤すると非常に痛むが，薬液の注入を止めて数十秒待つと改善する（抜針してしまうと残薬の注射ができなくなる）。これとは別に，治療部位の鈍い痛みが数日～数週間持続する場合がある。痛みが続く間は同部への治療を休む。また，治療部位の感染症の可能性もつねに念頭に置くべきである。

（3）局所の硬結

治療を反復すると筋の硬結が生じる。筋の容量に比べて薬液の注入量が多い部位に生じやすい。まず次第に薬液注入の抵抗が増し，ついにはまったく注入できなくなる。これは筋の炎症や反応性の結合織増生によると考えられる。このようになる前に同部への治療を終了すべきである。硬結が軽度のうちに治療を休むと，数ヵ月後にはまた注射が可能になることが多いが，高度の硬結に至ると改善しにくい。高度に硬結すると，将来ボツリヌス治療を行う際に薬液の浸潤が不良になる危惧がある。また，胸鎖乳突筋では棒状のレリーフが形成され，美容上問題になる恐れもある。ただしその場合でも，筋の機能は維持される。

4．鍼治療

痙性斜頸に対する鍼治療は，一般に行われている除痛や筋弛緩を目的とした方法とは異なり，筋緊張の促通と抑制とをバランスよく行うことで頭位の偏倚を改善する治療法である。治療の原理・方法については鈴木らの総説を参照されたい[52]。有効率は10回の鍼治療後で71.8%（32例中23例）であり，無効例の特徴は長期罹病例，重症例，後屈を主とする例，治療間隔が長い例（週1回未満），他の鍼治療の経験例であったという。なお，10回以上の治療で効果を認める例があるので，長期治療による有効率は若干変動すると思われる。

5．リハビリテーション

痙性斜頸に対するリハビリテーション（リハ）は，筋の安静や除痛を目的とする場合を除き，単独で有効性を議論できるほどの効果は期待できない。MAB療法や鍼治療などの補助療法と考えられる。なお，頸部筋力増強を目的とした手技や整体に類する物理療法は，むしろ症候を増悪させることが多く，禁忌と考える。

a．感覚トリックの利用

感覚トリックを用いることで頭位が改善する例では，歩行時などにトリックを積極的に用いるよう勧める。感覚トリックを用いることで，余分な筋緊張を生じることなく活動できるほか，正常な身体イメージ（後述）を保持する上でも有用であろうと考えられる。

b．姿勢反射の利用

緊張性頸反射（tonic neck reflex）（図 10）を利用して，頸部の回旋や前後屈に制限がある患者の可動域訓練を行うことができる。緊張性頸反射とは頭の位置の受動的変化で四肢の筋緊張が反射的に変化する反応であり，両側迷路を破壊した除脳動物で典型的な反射がみられる。

緊張性頸反射は健常人にも潜在する反応と考えられ，スポーツにおける種々の動作に際して類似した姿勢が観察できる。たとえば弓をひく姿勢や砲丸投げの際の姿勢は頭部回旋時の反射姿勢と同じであり，また高いところを見上げたり，下方を覗き込んだりする際にわれわれが無意識にとる姿勢は頭部前屈・後屈時の反射姿勢と同様である。

痙性斜頸で回旋制限がある場合には，回旋したい方向へ上肢を伸ばし（90度外転して手指を伸ばす），その指先をみるように回旋させることで，しばしば制限が緩和される。前後屈についても同様の指導が可能であるが，回旋制限の場合よりも実施しにくい。

c．筋電図バイオフィードバック療法[29)]

表面筋電図（surface electromyography；surface EMG）を記録しながら，異常収縮を生じている筋の安静を図る方法である。心因の関与が大きい例では奏効する場合がある。反復治療を要する。

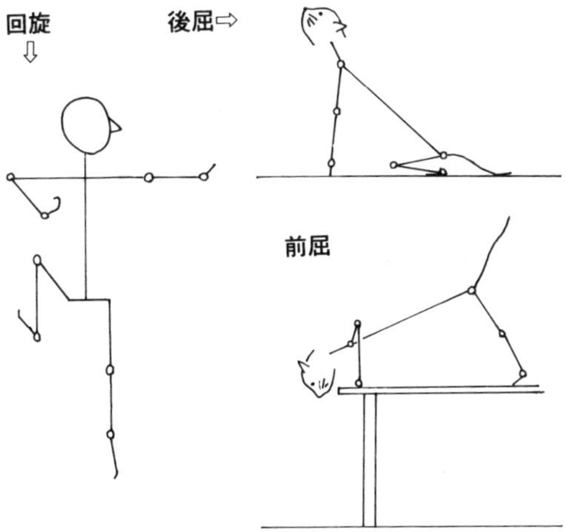

図 10　緊張性頸反射（佐々木和夫：姿勢反射と平衡保持．現代の生理学（古河太郎，本田良行，編），改訂第 3 版，金原出版，東京，1994，p 358-365 より改変引用）

頭部の回旋，前屈，後屈時の体肢の反射性姿勢を示す。このほか，側屈では屈曲側の体肢伸展と対側の体肢屈曲とを生じる。

d. ホットパック療法[29)]

ホットパックとは，温かい物質で局所を覆って加温する治療法である。痙性斜頸では，痛みの軽減と筋緊張低下とを目的として行う。

e. 頸部カラーの使用

頸椎症などで用いるカラー（collar）を使用して，頸部を固定するとともに感覚トリックにより症候改善を図る治療法である。不随意運動が強く頸椎への負荷が大きい場合や，頸部感覚刺激による感覚トリックが明らかな場合が対象となる。頸椎症性神経根・脊髄症が明らかな例では必要な処置であるが，感覚トリックの効果を期待して使用しても，トリックが効かず，皮膚がカラーに食い込んで痛いなど，かえって不調を訴える場合もある。むしろタオル，スカーフやマフラーなどの，柔らかく抵抗感の少ない素材を頸部に巻く方が効果が高い印象がある。

f. 身体イメージの改善

痙性斜頸患者では，異常筋緊張がほぼ消失し，随意運動時の筋収縮パターンも正常化しているにもかかわらず，正常頭位に戻らない例がしばしばある。少なくともその一部では，閉眼して正常頭位への矯正を指示すると，偏倚した姿勢を正常と認識していることが明らかとなる。このような例では，鏡の前で正常頭位を確認する行為を反復することで，正しい身体イメージを回復する必要がある。しかし，一般に痙性斜頸患者は頭位偏倚に対して必要以上に注意を払う傾向があるので，常時意識させるのはむしろ有害であろう。日常生活で鏡を見る機会があるたびに，短時間ずつ矯正を図るのがよいと考える。

6．治療法の優劣

内服薬による治療は，本稿で挙げた他の治療法と併用されることが多い。どこの施設でも行えるが，有効率が低く，また多量の薬物を用いる場合には有効であっても副作用のために継続できないことが少なくない。

ボツリヌス治療はもっとも効果が確実であり，海外では第1選択とされている。本邦でも2001年6月に適応承認され，今後第1選択の治療法になると予測される。治療に際しては頸部筋の機能解剖の知識が必要であり，注射部位・毒素量の選択は，眼瞼痙攣や片側顔面痙攣の場合よりも知識と経験の必要性が大きい。また，高価である点も問題である（現在，1バイアルにつき10万円弱。痙性斜頸で200単位以上使用する場合には3バイアル必要）。また，抗毒素抗体が誘導された場合には他の型の毒素が有効であるが[4]，当面は本邦で使用できる見込みはない。

MAB 療法は安価である点でボツリヌス治療に勝るが，効果の切れ味は劣る。ボツリヌス治療と比較して麻痺が少ない点は MAB 療法の特筆すべき利点であるが，これを生かせるのは同じく局所性ジストニアである書痙の場合であると思われる。頸部筋の機能解剖についての知識が要求される点はボツリヌス治療と同じである。

鍼治療は侵襲が少ない治療法であるが，週 2 ～ 3 回の反復治療を要し，長期間（数ヵ月以上）通院の必要がある点，治療の技術に名人芸の要素があり，普及しにくい点が問題である。

リハはバイオフィードバックやホットパック以外は特別に通院して行う治療法ではなく，自宅で行うちょっとした工夫，と位置づけるのが妥当であろう。むしろリハについて重要なのは禁忌事項である。すなわち，頸部筋を鍛えることと整体に類する行為は禁忌である。

われわれは，第 1 選択をボツリヌス治療，次善の方法を MAB 療法，鍼治療，あるいは選択的末梢神経遮断術（selective peripheral denervation）[53]のいずれか，と考えている。これらの数字上の有効率は大差ないように思われるが，実際の切れ味と患者の耐容性とのバランスはボツリヌス治療がもっともよい。ボツリヌス治療が承認されていなかった時期には，著者は内服薬に MAB 療法または鍼治療を併用することが多く，MAB 療法と鍼治療とを同時に行う場合もあった。また，これらが無効の場合，あるいは患者が手術を希望する場合には，選択的末梢神経遮断術を脳神経外科に依頼していた。これらの治療法の選択は，各々について説明したのち，実際には患者の希望に任せるのがよいと考える。

付表 1　The Toronto Western Spasmodic Torticollis Rating Scale (TWSTRS) の邦訳

1．重症度スケール

A．最大偏倚：異常運動に逆らわないように患者に指導し，最大偏倚角を測定する．偏倚を増強する手技があれば，これを用いてよい．評価に迷うときは重い方をとる．

1．回　旋（右旋，左旋）

0：なし

1：ごく軽度（可動域の 1/4 未満）（1 ～22°）

2：軽度（可動域の 1/4～1/2）（23～45°）

3：中等度（可動域の 1/2〜3/4）（46〜67°）
4：高度（可動域の 3/4 以上）（68〜90°）

2．側 屈（右屈，左屈）（肩挙上を除外する）
0：なし
1：軽度（1〜15°）
2：中等度（16〜35°）
3：高度（36°以上）

3．前屈・後屈（a.または b.）

a．前 屈
0：なし
1：軽度の下顎偏倚
2：中等度の下顎偏倚（可動域の約 1/2）
3：高度の下顎偏倚（下顎が胸に付くか，これに準じる）

b．後 屈
0：なし
1：軽度（頭頂は後方，下顎は上方へ偏倚）
2：中等度（可動域の約 1/2）
3：高度（可動域の限界に近い偏倚）

4．側方偏倚（右方，左方）
0：なし
1：あり

5．前後偏倚（前方，後方）
0：なし
1：あり

B．偏倚の持続：重症度スコア算出時には下記のスコアを 2 倍すること

	出現頻度（持続性）	最大偏倚を呈する割合
0	なし	
1	観察時間の 25%未満	少
2	観察時間の 25%未満	多
	または観察時間の 25〜50%	少
3	観察時間の 25〜50%	多
	または観察時間の 50〜75%	少
4	観察時間の 50〜75%	多
	または観察時間の 75%以上	少
5	観察時間の 75%以上	多

C．感覚トリックの効果
0：一種以上のトリックによって症候が完全に消失する
1：トリックによって症候が軽快する
2：トリックの影響は（ほとんど）ない

D．肩挙上または肩の前方偏倚
0：なし
1：軽度（可動域の 1/3 未満），間欠性または持続性
2：中等度（可動域の 1/3～2/3）で持続性（観察時間の 75%以上）
　または高度（可動域の 2/3 以上）で間欠性
3：高度で持続性
E．自動運動域（感覚トリックの補助なしで）：多方向の運動制限を有する場合には，最も制限が強い方向で評価する
0：偏倚と反対方向へ完全に動かせる
1：正中線を超えるが，可動域制限がある
2：正中線を超えることが困難
3：正中線に達しない
4：偏倚姿勢で（ほぼ）固定
F．感覚トリックなしで，正常姿勢から 10°以内の偏倚に保てる時間（60 秒以内）（2 回の平均をとる）
0：60 秒以上
1：46～60 秒
2：31～45 秒
3：16～30 秒
4：15 秒以下
**重症度スコア＝A から F までの合計点（最高点 35 点）

2．生活機能障害度スケール
1．労働（就業または家事）
0：支障なし
1：作業能力の低下はないが，ときに作業に支障を生じる
2：特定の作業に強い支障があるが，完遂可能
3：作業能率が水準に達しない：大半の作業に支障があり，一部は満足できる成果を挙げられない
4：職業としての作業は不可能．家事の一部は完遂できる
5：十分に家事が行えない
2．日常生活能力（食事，着脱衣，保清など）
0：支障なし
1：制限はないが，ときに支障を生じる
2：特定の動作に強い支障があるが，感覚トリックを用いると遂行可能
3：大半の動作に支障があるが，何とか遂行可能（トリックの使用などによる）
4：すべての動作に支障があり，一部介助を要する
5：身の回りのことの多くを他者に依存する

3．自動車の運転
0：支障なし（または運転歴なし）
1：運転に制限はないが，斜頸が煩わしい
2：運転に制限はないが，斜頸を軽く保つためにトリックが必要（顔にさわる，顔を支える，頭を支持する，など）
3：短い距離なら可能
4：通常は運転できない
5：運転不能，かつ同乗者としても長距離の乗車ができない
4．読書
0：支障なし
1：座って読書できるが，斜頸が煩わしい
2：座って読書できるが，斜頸を軽く保つためにトリックが必要
3：読書はできるが，斜頸を軽く保つためにさまざま方策が必要．または座位以外でのみ読書可能（臥位など）
4：トリックを用いても読書困難
5：数個の文を読むのが精一杯
5．テレビ
0：支障なし
1：座って見られるが，斜頸が煩わしい
2：座って見られるが，斜頸を軽く保つためにトリックが必要
3：テレビは見られるが，斜頸を軽く保つためにさまざまな方策が必要．または座位以外でのみテレビが見られる（臥位など）
4：テレビを見ることに支障が大きい
5：数分以上見ることができない
6．屋外活動（買い物，散歩，映画，食事，その他の余暇活動）
0：支障なし
1：制限はないが，斜頸が煩わしい
2：制限はないが，簡単なトリックを要する
3：同伴者がいれば可能
4：制限があり，一部は不可能
5：ほとんど不可能

**生活障害度スコア＝1．から6．までの合計点（最高点30点）

3．疼痛スケール（暫定基準）

1．最近1週間の頸部痛を0～10で評価する（0＝痛みなし，10＝想像できる最高の痛み）
一番軽いとき（a） 0～10
一番強いとき（b） 0～10
普段の痛み　（c） 0～10

*重症度＝(a＋b＋2c)/4　（最高点10点）

2．痛みの持続
0：なし
1：1日の（活動時間の）10%未満
2：1日の（活動時間の）10%以上25%未満
3：1日の（活動時間の）25%以上50%未満
4：1日の（活動時間の）50%以上75%未満
5：1日の（活動時間の）75%以上
3．痛みによる活動障害
0：支障なし
1：煩わしいが活動に支障なし
2：一部の活動に支障があるが，大きな障害とはいえない
3：支障が大きいが，障害原因の半分以下
4：痛みが活動障害の主因である．これとは別に，頭が牽引される感覚も障害に関与する（原因の半分以下）
5：痛みが活動障害の主因である．痛みがなければ，大半の活動は満足に行なえるはずである
**疼痛スコアー＝1から3．までの合計点（最高点20点）

（文献9から文献28へ訳出したものを改変引用）
なお文献2には，生活機能障害度は7項目，33点満点と記載されているが，原典の文献9では6項目，30点満点である。

付表2 Tsuiの評価尺度の邦訳（文献56から文献28へ訳出したものを引用）

A．偏倚の大きさ
回旋（0＝なし，1＝＜15°，2＝15〜30°，3＝＞30°）
屈側（0＝なし，1＝＜15°，2＝15〜30°，3＝＞30°）
前屈／後屈（0＝なし，1＝軽度，2＝中等度，3＝高度）
合計点＝スコアA
B．持　続
1＝間欠性，2＝持続性
C．肩挙上
0＝なし，1＝軽度で間欠性，2＝軽度で持続性，または高度で間欠性，3＝高度で持続性
D．頭部振戦
重症度（1＝軽度，2＝高度）
持　続（1＝間欠性，2＝持続性）
重症度×持続＝スコアD
**総合スコアー〔A×B〕＋C＋D（0−25点）

文 献

1）Bihari K, Hill JL, Murphy DL：Obsessive-compulsive characteristics in patients with idiopathic spasmodic torticollis. Psychiatry Research, 42：267, 1992.

2）Brans JWM, Lindeboom R, Snoek JW, et al.：Botulinum toxin versus trihexyphenidyl in cervical dystonia：a prospective, randomized, double-blind controlled trial. Neurology, 46：1066, 1996.

3）Bressman S：Dystonia. Curr Opin Neurol, 11：363, 1998.

4）Brin MF, Lew MF, Adler CH, et al.：Safety and efficacy of Neurobloc (botulinum toxin type B) in type A-resistant cervical dystonia. Neurology, 53：1431, 1999.

5）Brin MF：Botulinum toxin therpay：basic science and overview of other therapeutic applications. In：Management of facial lines and wrinkles (ed Blitzer A), p 279, Lippincott Williams & Wilkins, Philadelphia, 2000.

6）Carruthers A, Carruthers J：Toxin 99, new informations about the botulinum neurotoxins. Dermatol Surg, 26：174, 2000.

7）Chan J, Brin MF, Fahn S：Idiopathic cervical dystonia：clinical characteristics. Mov Disord, 6：119, 1991.

8）Comella CL, Tanner CM, DeFoor-Hill L, et al.：Dysphagia after botulinum toxin injections for spasmodic torticollis：clinical and radiologic findings. Neurology, 42：1307, 1992.

9）Consky ES, Lang AE：Clinical assessments of patients with cervical dystonia. In：Therapy with botulinum toxin (ed Jankovic J, Hallett M), p 211, Marcel Dekker, New York, 1994.

10）de Paiva A, Meunier FA, Molgo J, et al.：Functional repair of motor endplates after botulinum neurotoxin type A poisoning：biphasic switch of synaptic activity between nerve sprouts and their parent terminals. Proc Natl Acad Sci USA, 96：3200, 1999.

11）Factor SA, Podskalny GD, Molho ES：Psychogenic movement disorders：frequency, clinical profile, and characteristics. J Neurol Neurosurg Psychiatry, 59：406, 1995.

12）Fahn S：Psychogenic movement disorders. In：Movement disorders 3 (ed Marsden CD, Fahn S), p 359, Butterworth Heinemann, Oxford, 1994.

13）Fahn S, Bressman SB, Marsden CD：Classification of dystonia. Adv Neurol, 78：1, 1998.

14) Gilio F, Currá A, Lorenzano C, et al.：Effects of botulinum toxin type A on intracortical inhibition in patients with dystonia. Ann Neurol, 48：20, 2000.
15) Greene P, Kang U, Fahn S, et al：Double-blind, placebo-controlled trial of botulinum toxin injections for the treatment of spasmodic torticollis. Neurology, 40：1213, 1990.
16) Greene P, Fahn S, Diamond B：Development of resistance to botulinum toxin type A in patients with torticollis. Mov Disord, 9：213, 1994.
17) Greene P：Controlled trials of botulinum toxin for cervical dystonia：a critical review. In：Therapy with botulinum toxin (ed Jankovic J, Hallett M), p 279, Marcel Dekker, New York, 1994.
18) Hallett M：Is dystonia a sensory disorder？ Ann Neurol, 38：139, 1995.
19) Hallett M：How does botulinum toxin work？ Ann Neurol, 48：7, 2000.
20) 飯島 睦，大澤美貴雄，松村美由紀，ほか：軸性ジストニーにおける生理食塩水筋注療法（会）．第41回日本神経学会総会（松本），2000.5.25.
21) 岩重博康，根本裕次，高橋英樹，他：眼瞼痙攣に対するA型ボツリヌス毒素の有効用量の検討．日眼会誌，99：663，1995.
22) Jahanshani M：Factors that ameliorate or aggravate spasmodic torticollis. J Neurol Neurosurg Psychiatry, 68：227, 2000.
23) Jankovic J, Schwartz K, Donovan DT：Botulinum toxin treatment of cranial-cervical dystonia, spasmodic dysphonia, other focal dystonias and hemifacial spasm. J Neurol Neurosurg Psychiatry, 53：633, 1990.
24) Jankovic J, Leder S, Warner D, et al.：Cervical dystonia：clinical findings and associated movement disorders. Neurology, 41：1088, 1991.
25) Jankovic J, Brin MF：Therapeutic uses of botulinum toxin. N Eng J Med, 324：1186, 1991.
26) Kaji R, Kohara N, Katayama M, et al.：Muscle afferent block by intramuscular injection of lidocaine for the treatment of writer's cramp. Muscle Nerve, 18：234, 1995.
27) Kaji R, Rothwell JC, Katayama M, et al.：Tonic vibration reflex and muscle afferent block in writer's cramp. Ann Neurol, 38：155, 1995.
28) 梶 龍兒，目崎高広：ジストニアとボツリヌス治療，診断と治療社，東京，1996.
29) 菅野 学，中馬孝容，眞野行生：攣縮性斜頸のリハビリテーション．神経内科，53：28，2000.

30) LeWitt PA, Trosch RM：Idiosyncratic adverse reactions to intramuscular botulinum toxin type A injection. Mov Disord, 12：1064, 1997.
31) Liljestrand G, Magnus R：Über die Wirkung des Novakains auf den normalen und tetanusstarren Skelettmuskel und über die Entstehung der lokalen Muskelstarre beim Wundstarrkrampf. Pflug Arch Ges Physiol, 176：168, 1919.
32) 丸尾敏夫，根本裕次，高橋英樹，他：A型ボツリヌス毒素製剤 AGN 191622の眼瞼痙攣に対する有用性の検討－多施設共同試験－．眼科臨床医報，89：340，1995.
33) 松村美由紀，大澤美貴雄，飯島睦，他：脳性麻痺患者の痙性斜頸に対する muscle afferent block（MAB）療法の至適治療間隔に関する検討．神経治療，16：511，1999.
34) 目崎高広，梶　龍兒，木村　淳：Botulinum toxin の治療による筋電図変化．臨床脳波，34：359，1992.
35) 目崎高広，梶　龍兒，木村　淳，他：A 型ボツリヌス毒素製剤 AGN 191622の痙性斜頸および顔面痙攣に対する有用性の検討（第II相多施設共同試験）．脳神経，46：749，1995.
36) 目崎高広，梶　龍兒，木村　淳，他：A 型ボツリヌス毒素製剤 AGN 191622の痙性斜頸に対する用量反応関係の検討（第II相試験）．脳神経，46：857，1995.
37) Mezaki T, Kaji R, Kohara N, et al.：Development of general weakness in a patient with amyotrophic lateral sclerosis after focal botulinum toxin injection. Neurology, 46：845, 1996.
38) 目崎高広，梶　龍兒，木村　淳，他：A 型ボツリヌス毒素製剤 AGN 191622の片側顔面痙攣に対する最小有効量および針筋電図による有効性の検討．脳神経，51：427，1999.
39) 目崎高広，梶　龍兒：MAB（muscle afferent block）療法による針筋電図所見の変化．臨床脳波，42：366，2000.
40) 目崎高広，梶　龍兒：攣縮性斜頸の病態．神経内科，53：1，2000.
41) 目崎高広：攣縮性斜頸の muscle afferent block（MAB）療法．神経内科，53：13，2000.
42) 目崎高広，松本真一，坂本　崇，他：頸部ジストニーの muscle afferent block（MAB）療法における頸部筋超音波検査法の有用性．臨床神経，40：689, 2000.
43) Naumann M, Toyka KV, Teleghani BM, et al.：Depletion of neutralizing

antibodies resensitises a secondary non-responder to botulinum A neurotoxin. J Neurol Neurosurg Psychiatry, 65：924, 1998.
44) Owens DGC：Dystonia- a potential psychiatric pitfall. Br J Psychiatry, 156：620, 1990.
45) Priori A, Berardelli A, Mercuri B, et al.：Physiological effects produced by botulinum toxin treatment of upper limb dystonia. Brain, 118：801, 1995.
46) Sakamoto T, Kaji R, Mezaki T, et al.：Muscle afferent block for spasmodic torticollis：correlation with the types of dystonic movements (abstr.). Muscle Nerve, Suppl 7：S 169, 1998.
47) 坂本　崇，松本真一，目崎高広：攣縮性斜頸の頸部筋 MRI．神経内科，53：9，2000．
48) Sankhla C, Jankovic J, Duane D：Response to repeat botulinum toxin A in previously immunoresistant patients with cervical dystonia (abstr.). Mov Disord, 12：33, 1997.
49) Scott AB：Botulinum toxin injection into extraocular muscles as an alternative to strabismus surgery. Ophthalomology, 87：1044, 1980.
50) Scott AB：Antitoxin reduces botulinum side effects. Eye, 2：29, 1988.
51) Staubesand J (ed)：Sobotta-Atlas of human anatomy, 11 th English edition, vol 2, p 31, Urban & Schwarzenberg, Baltimore-Munich, 1990.
52) 鈴木敏明，谷万喜子，鍋田理恵，他：攣縮性斜頸の鍼治療．神経内科，53：20，2000．
53) 平　孝臣，河村弘庸，谷川達也，他：痙性斜頸に対する選択的末梢神経遮断術の定量的評価．脳外，25：927，1997．
54) Tarsy D, First ER：Painful cervical dystonia：clinical features and response to treatment with botulinum toxin. Mov Disord, 14：1043, 1999.
55) Tarsy D, Bhattacharyya N, Borodic G：Myasthenia gravis after botulinum toxin A for Meige syndrome. Mov Disord, 15：736, 2000.
56) Tsui JKC, Eisen A, Stoessl AJ, et al.：Double-blind study of botulinum toxin in spasmodic tortocollis. Lancet, ii：245, 1986.
57) Walshe F：Observations on the nature of the muscular rigidity of paralysis agitans, and its relationship to tremor. Brain, 47：159, 1924.

E. 脳神経外科の立場から

はじめに

頸部筋の異常収縮により頭位の異常をきたす痙性斜頸の多くは，頸部筋のジストニアに分類され「錐体外路性」と呼ばれる群[8,24,51]と，副神経の大孔周辺での血管圧迫により副神経支配の筋（胸鎖乳突筋，僧帽筋）のみが異常収縮する「副神経性」のもの[34−36]，著者自身はごくごく一部と考える心因性のものに大別される。これらの頻度割合は明らかではないが，複数の神経支配下の頸筋群の異常収縮が複雑に組み合わさって症状を呈する錐体外路性と呼ばれるものが大多数を占めていると考えられる[8,11,24,29,51]。「副神経性」のものは，痙性斜頸の病因を顔面痙攣や三叉神経痛における神経血管圧迫と同様なものととらえ，神経血管減圧術が奏効することやその概念が比較的理解しやすいことから注目されたが，後述するように臨床所見から錐体外路性のものと明確に鑑別することが困難な場合も少なくない[1,30,45]。さらに痙性斜頸の中には捻転ジストニア（torsion dystonia, dystonia musculorum deformans）の初発あるいは一症状である場合もあり[38]，痙性斜頸が単独の疾患であるわけではない。

また，さらに問題を複雑にしているのは「心因性」という考え方である。たしかに数多くの痙性斜頸症例を診ていると，共通した特徴的性格が存在することは確かである。この性格的特徴は柏瀬[22]が非常にうまくまとめているが，せっかちで完璧主義，ささいなことにこだわりやすい，という群，うつ病とも思われるような絶望感を伴っている群，攻撃的で欲求不満への耐性が低い群，逆に表面的にはあまりにも善人すぎると思わせるような性格などである。著者は斜頸患者を発症前に診ることはまれであるが，しばしば発症前にひどいストレスがあった，うつ状態で精神科の治療歴があるという例は少なくない。またこのようなことがなくても，斜頸の治療後に斜頸症状が消失しているにもかかわらず，妄想やうつ状態，社会への不適応などが顕在化してくることもある。大脳基底核やその周辺の黒質，視床下核などは運動機能を担う部分以外にも精神機能と密接に関係している部位があり，実際にこれらの部位への外科的操作でうつ病などの精神疾患を引き起こすこともある。このような臨床的観点から，著者は痙性斜頸は精神機能と運動機能をつかさどる大脳基底核を中心とした領域のいずれかからはじまり，拡がっていく画像所見に現れない異常が根底にあるものと考えている。

痙性斜頸には古くからいろいろな治療が行われてきた。しかし本疾患の原因，病因が不明である現時点で，治療効果の予見性，実際の治療効果，原因・対症療法などの観点から100%満足のいく治療法は現存しない。一方，痙性斜頸のなかには自然寛解する例があることが知られており，最も良好な寛解率としては平均3年の経過で約4分の1の症例に自然寛解がみられたという報告がある[20)]。しかし一般的には，自然な症状改善はしばしばみられるが，完全治癒に至るのは5%以下と考えられている[8)]。外科的治療を希望して来院する痙性斜頸患者では，すでに多くの保存的治療が無効であって，患者の精神的負担は限界にきていることが多い。このような場合にいたずらに自然寛解を期待して経過観察を勧めるということは非現実的と考えられる。

現在，世界的にみた場合，ボツリヌス毒素局注が痙性斜頸に対して最も非侵襲的で確実かつ有効な治療と考えられている[7,21,25)]。この詳細に関しては本書の梶による著述を参照されたいが，非侵襲的治療としては短期的には満足のいく結果が得らるものの，長期の寛解を維持することが困難な例が少なくない点が問題である[12,21)]。現在外科的治療の中心はボツリヌス毒素による化学的神経遮断と同様な効果を，外科的神経遮断によって得るという，選択的末梢神経遮断術である[8,12,41−48)]。

1998年の国際運動機能異常症学会（International Movement Disorders Society）などを見ても，現在世界的にみた場合，痙性斜頸の外科治療で最も行われているのは選択的末梢神経遮断術である。本邦ではこの手術がようやく普及しつつあり，本項ではこの選択的末梢神経遮断術を中心に，各種の外科治療を紹介し，これらの適応，効果，問題点などについてに言及する。

1．外科的治療の適応

外科的治療は保存的治療に反応しない場合で，患者自らが外科治療を希望する場合のみ行うべきである。保存的治療の期間や手術のタイミングは個々の症例ごとにその患者の背景や希望によって考慮すべきで，一律に考えることはできない。自験例では発症後最短で6ヵ月，最長で20数年である。発症から短期間であっても早期職場復帰の希望が強いような場合，生活が著しく障害されている場合，患者が手術をしてでも何とかしたいと希望している場合などは早期に手術を考慮すべきである。一方，薬剤治療などで，ある程度生活に支障なく，患者がそれでなんとかやっていけると考えている場合には手術を勧めるべきではない。選択的末梢神経遮断術の効果は現時点での他の治療にくらべてその効果が確実で予測可能であること，手術自体の合併症や危険性が低いことなどから，患者に治療方針を示す場合には，薬剤治療，理学療法，心理療法，ボツリヌスやアルコールブロック以外にも，選択枝として外科的治療があることを情報として提示しなければ十分なinformed consentとはならないものと考えられる。症例によっては，それまでの各種の保存的治療の無効性から，手術治療に過大な期待を抱いていることも少なくない。このような場合，患者に治療の到達点をあらかじめ明示しておくことも重要である。すなわち痙性斜頸の病因が不明な現時点では，大多数の治療が対症療法にすぎず病気の本態を治療するものではないこと，術前から100%完璧に効果が予測されるものでないこと，後述するように術後のリハビリテーションがきわめて重要なこと，手術治療による合併症や副作用，などなどである。多くの患者が抱える精神的問題は，それ自体で手術治療の禁忌とはならない。三環系抗うつ剤などは全身麻酔のリスクとなるので術前に低減，あるいは中止する必要がある。攻撃的性格，偏執的性格の例などでも外科医がそれなりの覚悟をもってきちんと対応できると判断される場合には，これらのみで外科治療を拒否する理由とはならない。注意を要するのは，斜頸という病気とその治療が患者の生き甲斐になってしまっているような場合である。さまざまな治療を追い求め，みずから本疾患に関する深い知識を身につけ，本疾患が存在することが生活のすべてになっているような患者が中にはいるのである。このような場合に治療で症状が消失し，誰からもよくなったと言われるにもかかわらず，本人は生き甲斐を失い，言葉では表現しないものの，また本人も表面の意識下では気がついていないものの，生き甲斐を奪ったのは治療者であるという潜在的意識から，攻撃的な態度にでることもある。

2．外科的治療の種類と歴史的背景

痙性斜頸の外科治療は，異常筋群に対する筋や腱の切除術，脊髄神経根を含めた末梢神経に対する手術，視床や大脳基底核に対する定位脳手術，その他，脊髄硬膜外慢性電気刺激に分類することができる。もっとも歴史的に古いのは筋や腱に対するものであるが，現在ではほとんど行われていない。本疾患の外科的治療の歴史は古く，ギリシャ時代から胸鎖乳突筋の切除が行われていたという記載があるが，学術的な報告では 1641 年にドイツの外科医 Isaac Minnius が胸鎖乳突筋の切離を行ったのが最初といわれている。1853 年には Dupuytren が，やはり胸鎖乳突筋の腱切離を報告しているが，1867 年には de Morgan がはじめて神経に対する手術として副神経遮断を行っている。しかし一方では 1834 年に Bujalski による副神経の結紮という報告もある。1890 年には Collier が副神経を銀線で拘扼する方法を考案している。このころまではすべて外科治療は胸鎖乳突筋，あるいはその支配神経に向けられていた[48,52]。

1891 年 Keen は後頸筋を切離して上位 3 頸髄神経後枝を遮断する方法を行った。その数年後 Mikulicz は胸鎖乳突筋の切除を報告しているが，de Quervain は胸鎖乳突筋と後頭下三角部の筋群の両者を切離することを提案している。このように痙性斜頸では，すでにこのころから胸鎖乳突筋だけでなく，後頸筋が関与していることが重要視され始めたのである。

Foerster による痙縮に対する脊髄後根遮断術に基づいて，1915 年に Taylor は脊椎管内で上位 4 頸髄神経後根の遮断を報告した。この後，Cushing が行った方法を McKenzie が報告したのは一側の上位 3 頸髄の前根後根の両者，及び副神経を硬膜内で遮断する方法であった。一方，最初に両側性の手術が必要なことを提唱したのは1925年Finney and Hughである。彼らは両側でCushingと同様の手術を行っている。同時期にColemanは第4頸髄後根遮断も追加し，Keenの結果よりもはるかに成績がよいことを記載している[48,49,52]。

1928年にDandyはCushingと同様の手術を両側で行うとともに，末梢での副神経遮断を追加したが，その後彼は後根の遮断は不要であることを見いだしている。この後，欧米ではFoester-Dandyの手術して脊髄椎弓切除により硬膜内で一側の第1脊髄神経から第4脊髄神経，対側の第1脊髄神経から第3脊髄神経の，それぞれ前根を切断する方法が主流となった[13]。しかし，確かに効果からみればかなりよいが，決して見逃せないような四肢麻痺などの合併症が生じることがあった[16,37]。このような欠点を補うべく，1970年代後半にBertrand[2,3]が，さらに広範な神経遮断を異常収縮筋に対して末梢神経レベルで選択的に行うという方法を開発したのが，現在の選択的末梢神経遮断術の始まりである。現在，欧米ではこの選択的末梢神経遮断術が手術治療としては第一選択と考えられており，本邦では1996年に平ら[40]が報告して以来定着しつつある。

一方，定位脳手術による治療は，1960年代から1980年代に淡蒼球や視床への手術が注目を浴びた[17,26]。これらの詳細は文献[17,26,45,49,50]を参照されたいが，理論背景として中脳のinterstitial nucleus of Cajal（INC）から視床Voi核の系の機能亢進が同側への頭部のrotationに強く関与しており，head turningに関しては，一側の線条体の障害により淡蒼球から視床への抑制がとれて（脱抑制），反対側へのhead turningが生じるという考えである。すなわち痙性斜頸はINCを中心とした脳幹網様体から淡蒼球，視床，大脳皮質を含むの回路の過剰興奮によると考えられ，この過剰興奮は前庭神経核や，その他の感覚系からのinputがINCやVimなど入ることによって増強されると考えられている。これまで行われてきた視床，大脳基底核への定位的手術の凝固巣作製部位は，このような考えにしたがっている。最近，パーキンソン病の外科治療の進歩から淡蒼球内節に対する定位脳手術がL-dopa誘発性ジスキネジアに対して劇的な効果があることが見いだされ，この知見に基づいてジストニアに対しても淡蒼球内節に対する手術の効果が重要視されるようになった。頸部以外にも体幹や四肢にジストニア症状を伴う場合に，このような治療は現在有効な唯一の治療となっている。

3．外科的治療からみた痙性斜頸の診断と分類

a．診　断

問診では，家族歴，職業性斜頸を示唆する職歴，精神疾患や向精神薬に関する既往，発症時の精神的ストレス状態，頭頸部外傷の既往などが重要である。患者の訴えと視診により痙性斜頸の診断は容易につくが，ときに症状が振戦様あるいはjerkyなこともあったり，ある動作にかぎってのみ斜頸が出現する場合もあるので注意を要する。歩行時にのみ増悪する場合は，患者と一緒に散歩をしてみたりすることも必要である。発症の初期には朝方に調子がよいという場合が多くジストニア性斜頸を示唆するものである。またsensory trickという，手をあごなどに軽く当てると改善するというような所見も重要である[22)]。

単に痙性斜頸と診断するだけでは治療方針をたてるうえでは不十分で，罹患筋を同定するとともに，錐体外路性か副神経性かを見きわめる必要がある。視診・触診では胸鎖乳突筋は当然のことであるが，後頸部の板状筋，僧帽筋にも注意する。さらに胸鎖乳突筋後縁の深部で肩甲挙筋や斜角筋も触知して，これらの異常収縮を確認する必要がある[44)]。このような場合に，被験者の頸部を触れながら症状が悪化する動作を行わせるのも有用である。左右の肩の高さ，側弯の有無，四肢や顔面のジストニア症状や振戦の有無なども確認する。また，動作や体位による症状の変化を，さまざまな角度からビデオにおさめ繰り返し再生して観察することも有用である。

表面筋電図は少なくとも両側の胸鎖乳突筋，僧帽筋，板状筋から，立位，臥位，歩行動作時，精神的ストレスを加えたりというような各種の条件で記録する。この筋電図の記録は通常の脳波計でhigh cut filterをoffにし，時定数（time constant）を0.01-0.003秒程度に下げることで容易に記録でき

る。また副神経性斜頸の鑑別のために異常放電の発火頻度を調べることも重要である。いずれにせよ手術治療を前提とした筋電図検査には，術者が実際に立ち会って行うことが望ましい。

単純 X 線撮影は頭部，頸部，全脊椎撮影を行い頸椎の異常，頭部の偏位，側弯の程度などを評価する。CT や MRI では中枢神経系にはふつう異常は見られないが，後頭蓋窩病変や上位頸髄病変を除外するためには必須である。また CT や MRI では頸部筋群の肥大の左右差を検討して罹患筋を推定する。いまだ研究段階ではあるが塩化タリウムによる SPECT 画像で，異常収縮筋に集積が認められることが多い[47,48]。

b. 副神経性斜頸と錐体外路性斜頸の鑑別について

著者は，これまで診察してきた 120 例程度の症例のなかで，あきらかに副神経の圧迫によると確信が持てた例は 1 例も経験していない。逆に他施設で副神経性と診断され，手術を受けて症状が改善しない，あるいはむしろ悪化したという例を 7 例経験している。しかし副神経の頭蓋頸椎移行部での血管による圧迫で痙性斜頸が生じるという考えは完全には捨てがたく，これまでの鑑別点とされているものをまとめたみたい。

副神経性斜頸では筋電図で一側の副神経支配筋すなわち胸鎖乳突筋と僧帽筋にだけ異常放電がみられる。しかしこのような症例の中にも錐体外路性のものが含まれていることがあり，これだけでは鑑別はできない。島らは副神経性のものは，症状が臥位や立位などの動作で変化しにくい，あるいはむしろ臥位で増強することを強調している[34-36]。しかし全く逆に，安藤ら[1]，斎藤ら[30]は，むしろ立位で筋放電が増強するということを診断基準のひとつとしている。安藤らによると筋電図上，（1）一側の副神経支配筋のみが罹患筋である。（2）胸鎖乳突筋の異常筋放電の最大発火頻度が，斜頸が出現しない体位での頭部回旋による胸鎖乳突筋の筋放電の最大発火頻度の 2 倍以上の高値を示す。（3）病側の胸鎖乳突筋と僧帽筋との間に異常共同運動が存在する。（4）立位で斜頸による異常放電が増強する。という 4 項目すべてを満たすことが副神経性斜頸と診断する最低条件であり，このような症例は 35 例の痙性斜頸患者のうち 10 例で，症状的には全例水平性（horizontal）

斜頸であったと報告している。

副神経性斜頸では椎骨動脈撮影で後下小脳動脈の起始異常や椎骨動脈の走行異常の頻度が高い[34-36]が，これらが見られただけでは必ずしも副神経性とはいえない。

一方，錐体外路性痙性斜頸では副神経支配筋と板状筋などの後頸部の筋とが左右ともさまざまな組み合わせで異常を呈することが多い。典型的には一側の胸鎖乳突筋と反対側の板状筋や半棘筋であるが，単独あるいは同側や両側の場合も少なくない。さらに顔面や四肢などにもジストニア症状や振戦が見られることもある。症状や筋電図異常は通常安静臥位で軽減し，立位や動作時に悪化するが例外もある。筋電図では規則的な振戦様の discharge（図1）が見られることがあるが，副神経性のものではこのような discahrge は見られない。表1にこのような錐体外路性のものと副神経性の鑑別点をまとめるが，これらの鑑別は症状のみからは不可能であり，詳細な筋電図での検討が必要であることを強調したい。

c．症状の分類と評価

Hassler[17]は症状によって痙性斜頸を，1）horizontal torticollis，2）rotatory torticollis，3）antecollis/retrocollis，4）combined torticollis に分類している。しかし実際の症例では combined type のことが多い[29]。この分類は症状の把握には便利であるが，外科的治療を考える上では不十分で，罹患筋に関する情報が必須である。罹患筋による分類では Podivinsky の分類[29]が有用で表面筋電図所見から，胸鎖乳突筋型，板状筋型，僧帽筋型に分類し，一側性障害型と両側性障害型に区別される。

d．重症度・症状の評価

痙性斜頸のような動的病態は客観的な評価が困難である。しかし治療効果を客観的に判定する上で，従来用いられてきたよう Rondolt のような数段階の stage 分類や治療効果を主観的に excellent, good という表現で評価す

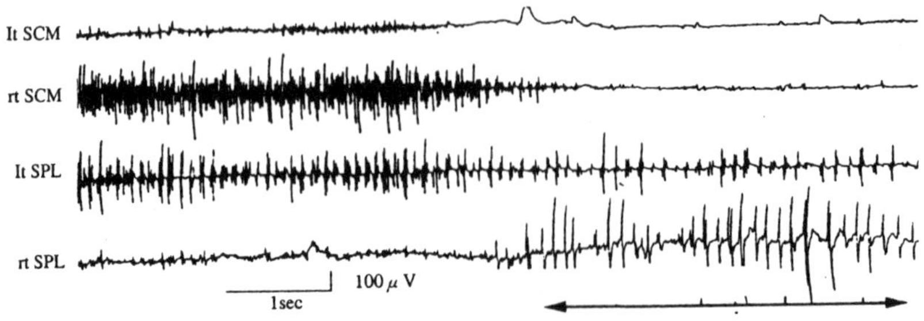

図1　頭部の振戦様の動きを伴った錐体外路性痙性斜頸の筋電図

表1　錐体外路性斜頸と副神経性斜頸の鑑別点

	錐体外路性	副神経性
症　状	安静臥位で軽減する。 本態性振戦や jerk がみられることがある。 頭部の回旋以外に heal tilt, retrocolis などを伴うことが多い。 sensory trick で改善することがある。	安静臥位でも改善しないことが多い（立位で増強するという意見もある）。 間歇的な頭部の水平性回旋が主である。
異常筋群	胸鎖乳突筋，頭板状筋，頭半棘筋，胸鎖乳突筋，肩甲挙筋などが左右さまざまな組み合わせで出現する。	一側の胸鎖乳突筋，僧帽筋に限られる。
筋電図	振戦や jerk を示すリズミックな群化放電が見られることがある。 相反性抑制の消失	リズミックな群化放電は見られない。異常放電の発火頻度が高い。 胸鎖乳突筋と僧帽筋の異常共同運動がある。
血管造影	正常人と差はない。	後下小脳動脈の起始異常，椎骨動脈の走行異常の頻度が高い。

るだけでは不十分である。痙性斜頸を含めたジストニアの評価法としては Fahn & Marsden の Dystonia Movement Scale や The Toronto Western Spasmodic Torticollis Rating Scale などがある[6,7,8,23]が，実地臨床では煩雑

表2　Modified Tsui Score の計算方法と治療効果の定義

A．Amplitude of sustained movements					
	absent	<15°	<30°	<45°	≧45°
A 1：rotation	0	1	2	3	4
A 2：lateral head tilt	0	1	2	3	4
A 3：antero-or retro-collis	0	1	2	3	4
B．Duration of sustained movements					
intermittent：1, constant：2					
C．Axial distortion					
	absent	<15°	<30°	≧30°	
C 1：scoliosis	0	1	2	3	
	absent	<7°	<15°	≧15°	
C 2：shoulder elevation/depression	0	1	2	3	
D．Unsustained head movements (head tremor/jerk)					
D 1：severity	moderate：1,	severe：2			
D 2：duration	occasional：1,	continuous：2			
Total score＝(A 1＋A 2＋A 3)×B＋C 1＋C 2＋D 1＋D 2					

excellent：score decrease≧10 or final score＝0
good：5≦score decrease≦9
fair：3≦score decrease≦4
no change：－2≦score change≦2
worse：score incresase≧3

になりすぎるきらいがある。一方，Modified Tsui's Scale[21,25,45]（表2）は本邦でのボツリヌス治療の臨床治験に用いられたもので[25]，痙性斜頸の症状を比較的容易に客観的にスコアー化でき，外科的治療とボツリヌス治療との比較も可能である。また治療効果の定義も明確なため，今後，どのような治療に際してもお互いに比較検討できるという観点からもこのような評価法を用いていくことが重要である。ある治療を行った場合に，軽度改善とか著明改善というようなあいまいな主観的表現は決して用いるべきではない。評価の甘さは，痙性斜頸の治療，ひいては医療全体に対する，患者や社会の側からの信頼失墜にもつながりかねないことを肝に銘じておく必要がある。

4．外科的治療における informed consent

少々長くなるが下記は，東京女子医科大学　脳神経センター　脳神経外科で著者が現在痙性斜頸の手術を行う場合に患者さんに参考資料として読んでもらっているものである。

痙性斜頸の手術を受けられる患者さんへ

痙性斜頸は頸部ジストニアとも呼ばれ，首が勝手に回ってしまう病気です。もっとも一般的なものは頭が横に向いてしまうものですが，後ろへ引っ張られたようになったり，天井をむいてしまうこともあります。この病気の原因は今でもわかっていませんが，すくなくともこれが原因で命取りになるようなことはありません。しかし病状が長引くと生活に大きな支障となるばかりでなく，首の骨に負担がかかり，痛みや手足のしびれなどが出てくることもあります。また中には首だけではなく目の周りや口の不随意運動，手足の不随意運動を伴う場合もあります。痙性斜頸はさまざまな理由から，脳の中で首の筋肉のバランスをとる大脳基底核という部分の不調によっておきると考えられていますが，MRI などの検査でも異常としてつかまることはほとんどありません。また，精神科などで用いる薬が原因となる場合，精神的疾患にともなって出現してくる場合などもあります。

これまで痙性斜頸の治療にはさまざまなものが行われてきましたが，残念ながら現在でも100％満足のいく治療法はありません。内科的な薬，ブロック注射，リハビリテーションなどで十分な効果が見られない場合には，手術による治療を考えます。しかしながら，病気の原因がわかっていないために，根本的に病気の本態をなおしてしまうことはできません。すなわちどのような治療でも，あくまで症状を和らげる対症療法です。欧米では治療の第一選択としてボツリヌス毒素という筋肉を麻痺させる薬を，不随意に動いてしまう首の筋肉に注射する方法が主流です。しかしながら現時点（2001 年度）ではこの注射は日本では痙性斜頸の治療として認可が得られておらず，使うことができません。当院で行っている手術治療はボツリヌス注射と同様に異常に動いてしまう筋肉をつかさどっている末梢の運動神経を遮断するというもので，選択的末梢神経遮断術といいます。この方法は世界的に見た場合には痙性斜頸の外科治療としてもっとも数多く行われているものです。他の手術治療として，脳内の視床という部分などを電気で焼いてしまう方法，首の脊髄を皮下に植え込んだペースメーカーで電気刺激する方法などがありますが，効果の確実性と安全性の点から，当院では選択的末梢神経遮断術を中心に行っています。

手術は全身麻酔で行います。場所は，首の後ろ側の正中部と，左右いずれかの耳朶後部の組み合わせが，もっとも一般的ですが，患者さんの症状によって変える場合もあります。手術する部分のみの剃毛が必要ですが，丸坊主にする必要はありません。通常手術は5時間程度かかりますが，翌日から痛みさえ我慢できれば，歩いても，首を動かしてもかまいません。むち打ちのときに装着するようなネックカラーもいりません。通常手術後数日目からリハビリテーションを始め，1週間後には抜糸します。手術後はしばらく首が動かしづらくなりますが，良好な効果を得るには積極的なリハビリテーションがもっとも大切です。手術後ある程度リハビリテーションの方法を練習し，普段の生活で自分でリハビリテーションを続けていけるという自信がつけば，手術後10日から2週間で退院しても大丈夫です。あとは外来で1ヶ月に1回，あるいはおちつけば数ヶ月に1回の受診が望ましいのですが，遠方の方はいままでの地元の先生に診てもらっても結構です。手術の効果は直後から見られる場合と，数ヶ月かけて徐々に現れる場合とがあります。経験的に5人に4人は良好な効果が得られますが，5人に1人では満足のいかないこともあります。また，一度症状がよくなっても処置していない他の筋肉に異常が生じ，再発してくる場合もあります。このような場合には再手術を考慮することもありますが，最低でも最初の手術から半年くらいは間をあけた方がよいと考えられます。なお，顔や手足にも症状がある場合には，この手術ではこれらの症状は改善しません。

手術の危険性，副作用としては，全身麻酔にともなう一般的な危険性に加えて，創の感染，後頭部や耳朶のしびれや感覚低下などが考えられます。すくなくとも手術自体によって手足が麻痺したり，寝たきりになるようなことは考えられません。手術後に頑固な肩こりや首の違和感が続くことがありますが，他の病気で頸部を手術した場合にも同じような症状が見られることもあり，斜頸の手術に特有のものではないと考えられます。このような場合には飲み薬で症状を緩和することもあります。

手術後，非常に大切なことは，ご自身の精神衛生に気をつけることです。痙性斜頸の患者さんは一般的に律儀でまじめ，せっかちな特有の性格であることが多く，これが「心因性」と呼ばれてきた理由のひとつでもあります。手術後はできるだけ頸部の運動をしながら，逆に首を意識しないことを心がけるという矛盾したことを行う必要があります。どうしても首のことが気になる，将来が不安で焦ってしまう，などという場合には，必要に応じて抗不安剤や抗うつ剤を服用することもあります。誰でも少しは頭を傾けている傾向はありますので，完璧主義にならずどこかで妥協するという気持ちが大切です。手術後にやってはいけないことは何もありません。強いて言えば，家の中にとじこもって，鬱々といつも首のことばかりを考えているといった生活だけは避けるべきでしょう。

ここに述べたように，informed consent の要点は下記のようにまとめられる。

1．原因不明の疾患に対する対症療法であること。
2．治療効果として 100%完璧な状態を期待しすぎないこと。
3．術後のリハビリテーションが重要なこと。
4．精神面でのケアーが重要なこと。

痙性斜頸の外科的治療には術前から 100%効果が予測されるものはない。このことを患者に十分説明しておく必要がある。症例によっては，それまでの各種の保存的治療の無効性から，手術治療に過大な期待を抱いていることも多く，この疾患の性質と治療法の現況を十分説明し，納得してもらったうえで，外科的治療に臨むべきである。ここではまずもっとも多く行っている選択的末梢神経遮断術について述べ，その後，他の外科的治療法を紹介し，その後でどう選択するかを説明したい。

5．末梢神経遮断の実際

本項で紹介する選択的末梢神経遮断術は，Bertrand によって確立されたもの[2,3]を基礎としているが，著者は 40 例での Bertrand 手術原法の経験に基づいて，現在では皮膚切開を最小限にとどめ，Bertrand 手術原法で不可避なＣ２領域の知覚低下を避ける試みを行い Taira 変法[47,48]として，これらを比較検討しているので，それを含めて紹介する。

a．術前術後の処置

手術は全例全身麻酔で行う。筋弛緩剤は麻酔導入時以外は投与せず，術中の神経電気刺激による筋肉の動きが確認できるようにする。欧米では多くが坐位で手術をしているが，著者は大部分の症例で腹臥位で行い，頭部をメイフィールド三点固定器で固定している。仰臥位が必要となるのは肩甲挙筋や斜角筋が関与している場合である。頭部は全剃毛せず，麻酔がかかって体位をとってから，必要な部分のみをバリカンで刈るのみにする。抗生剤は手術開始直前と術後１-２日用いるのみである。止血剤の投与，ドレーンの留置は行わない。術直後から 24 時間程度は麻薬性鎮痛剤を含めた十分な鎮痛処置を行う。頸部創のガーゼなどの固定には紙テープを用いて頸部の皮膚水疱の発生を予防する。術後頸部を砂嚢などで固定する必要はなく，痛みさえ我慢できれば翌日から歩行を許可する。

b．Bertrand 手術の原法

頸部背側正中でＣ７棘突起から後頭隆起へ，そして後頭隆起から外側へ約５cm の皮膚切開を設けて，頭半棘筋を後頭骨付着部で切離して皮弁とともに外側へ翻転する（図２）。頭半棘筋と頸半棘筋の間の面を剝離する。Ｃ1-Ｃ6 の後枝を露出後，Ｃ1，Ｃ2 は中枢側へ追って前枝，後枝ともに切離する。Ｃ3-Ｃ6 は後枝のみを切離する。これらの神経の同定には術中電気刺激を行うが，Ｃ5，Ｃ6 では後枝は細く同定されない場合には刺激で筋収縮が生じる部位を凝固切断する（図３）。

後屈などで両側の後頸筋群の神経遮断が必要な場合にはＣ１からＣ５にとどめるとともに，Ｃ1，Ｃ2 の前枝は温存する。

胸鎖乳突筋の遮断は耳介後方で胸鎖乳突筋に直行する副神経僧帽筋枝の走

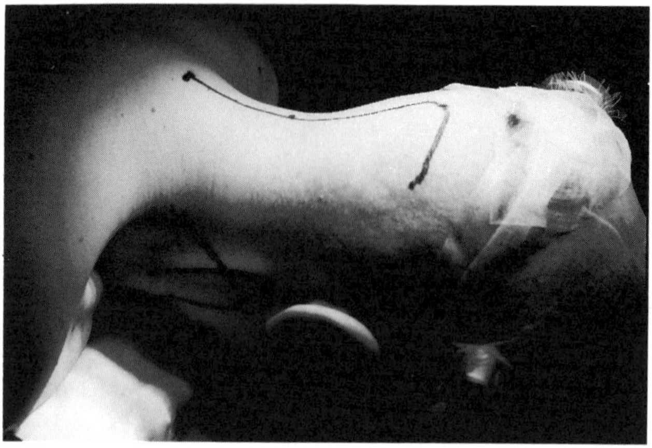

図2 Bertrand 手術原法の皮切

行に沿った皮切をおき，副神経胸鎖乳突筋枝を遮断する。この場合に副神経を中枢側まで完全に露出するために胸鎖乳突筋を切断する（図4）。

Bertrand は皮膚切開を頸部背側から後頭部への逆L字状にすることで，神経の牽引を最小限にし，術中の neuroapraxia を避けるべきであると強調している。しかしおそらく顕微鏡を用いずルーペによる手術であるので明るい術野を得るためにこのような皮切が必要であったと考えられる。Braum ら[5)]の報告や自験例では，手術顕微鏡下を用いて正中切開のみで十分であることを確認している（図5）。

Bertrand の原法ではC2神経は運動枝と感覚枝を両者とも切離するので，C2領域の感覚低下が避けられない。

c. 著者による変法

著者が現在行っている Bertrand の原法の変法の要点と目的は下記の通りである。

1）硬膜外C1，C2神経を露出する際の硬膜外静脈叢からの出血を避けること。

2）C2の感覚神経を温存して後頭部の知覚低下をまねかないようにする

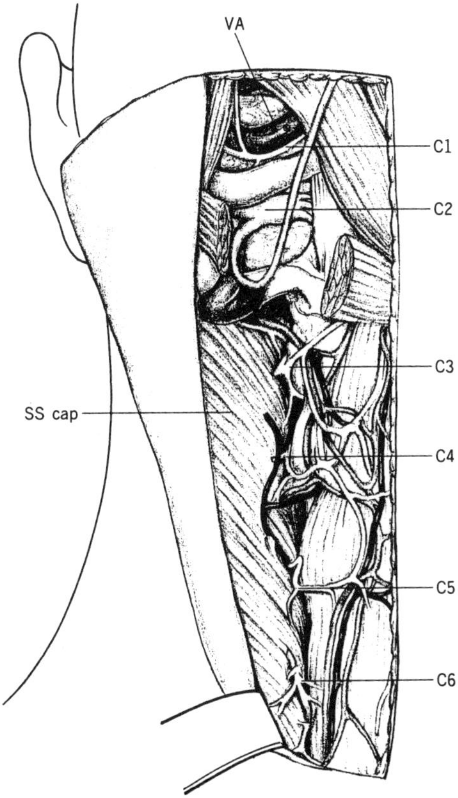

図3　選択的末梢神経遮断術における脊髄神経後枝の露出

こと。

3）皮切を最小限にし頸部背面の無毛部に創痕が残らないようにすること。

これらの目的のため，C1，C2に関しては硬膜内で前根の遮断を行い，C3-C6に対しては原法と同様に行う[47,48]。原法との比較を表3にまとめる。

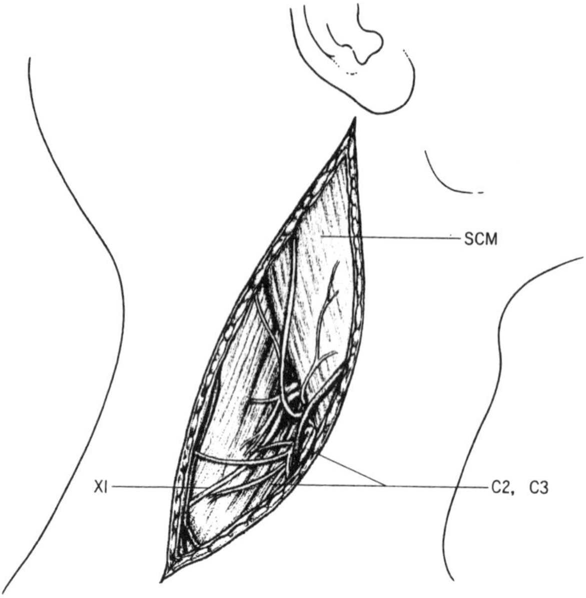

図4　選択的末梢神経遮断術における副神経の露出

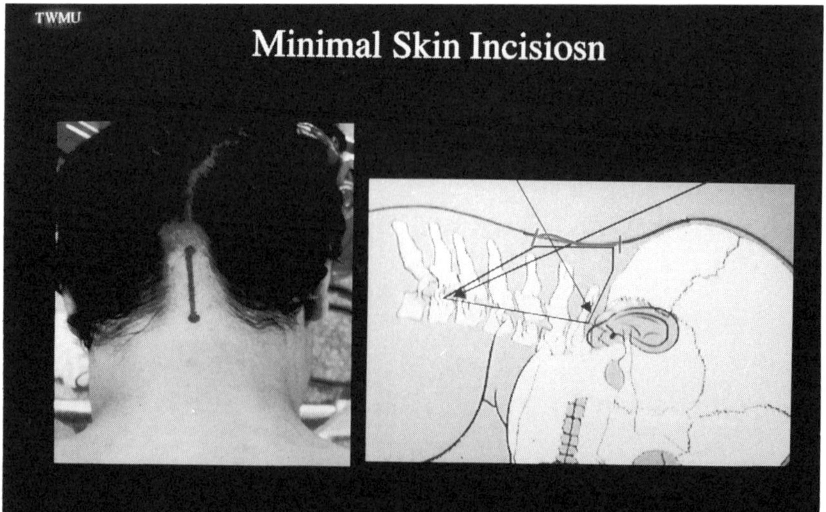

図5　現在行っている最小限の皮切

表3　Bertrand 原法と筆者の変法の比較

	Bertrand 原法	Taira 変法
	C 7-inion-lateral（逆 L 型）	C 3-inion（正中直線状）
後頸筋神経遮断	硬膜外 C 1/2 前枝後枝 硬膜外 C 3-C 6 後枝 全例で C 2 領域の知覚低下	硬膜内 C 1/2 前根 硬膜外 C 3-C 6 後枝 C 2 後枝を温存し知覚低下を起こさない
副神経遮断	僧帽筋枝に沿った皮切 胸鎖乳突筋を切離	胸鎖乳突筋後縁の皮切 胸鎖乳突筋を温存可能

d．後頸筋の遮断

皮切は外後頭隆起の 1 cm 尾側から C 3 棘突起尾側までの正中切開にとどめる。剃毛は皮切をはさんだ幅 2 cm 程度である。その後正中を切開して C 1 椎弓を露出する。大小後頭下直筋は神経遮断側のみ C 2，C 1 への付着部で切離するが，C 2 棘突起に付着する下斜筋は温存する。神経遮断側の C 1 椎弓を半側だけできるだけ外側へ椎弓切除し，大孔，C 1 椎弓の正中断面，C 2 の椎弓，atlanto-epistrophic ligament に囲まれた約 2×1 cm の硬膜を露出する。硬膜外側部でに直線切開し，クモ膜を開けると C 2 後根，副神経脊髄根などが観察される。硬膜切開は約 1.5 cm である。C 2 部での歯状靭帯を切離し，後根の間あるいは頭側，尾側から C 2 前根を確認する。C 2 前根は数本あり，細い根血管が併走しているが，血管は可能な限り剝離し温存する。その上で C 2 前根をすべて切離する。その後吻側へ視野を変えながら歯状靭帯を切離すると C 1 の前根と椎骨動脈が観察される。C 1 の前根は 2-3 本あり，後脊髄動脈なども観察されるが，血管はすべて温存し，神経のみを切離する。C 1，C 2 ともにすべての前根が処理されたことを確認して，硬膜を 5-0 ナイロン糸で連続縫合して閉じる。フィブリン糊や人工硬膜は用いる必要はない。

顕微鏡の方向を変えて，C 2 棘突起に付着する下斜筋の尾側で，頭半棘筋と頸半棘筋の間の面を剝離する。皮切が大きければ垂直にのぞけるが，現在の小切開では C 6 まで処置するにはちょうど下垂体への経蝶形骨洞手術のようにかなり顕微鏡を傾ける必要がある。

脊髄神経後枝の遮断を完全に行うには，その解剖学的走行や分枝を十分念頭に置いておかなければならない。

術野で頭半棘筋と頸半棘筋の間にまず観察される後枝の分枝は，内側枝でありこの内側枝はさらに内外側に分枝してそれぞれ頸半棘筋へ，頭半棘筋と向かう[4,32,33,48]。しばしばこの部のみの神経遮断で目的をはたしたかのように思いがちであるが，これだけでは板状筋へ分布する後枝外側枝は遮断されず，かならず症状の再発につながる。また後枝外側枝は頭半棘筋の外側面からこの筋を支配している[32,33]（図 6）。すなわち頭半棘筋は頸髄神経後枝の内側枝と外側枝の二重支配を受けている。後枝外側枝を遮断するには，頭半棘筋の頸椎への付着部を切離し，最長筋の観察される面を露出して，そこに横行する後枝外側枝を遮断するという処置を行う必要がある。これらの処置に際しては椎骨動脈からの筋枝，傍脊椎静脈叢などからの思わぬ出血が生じることがあるが，とくに危険なものはないので十分凝固止血する。

脊髄神経後枝の分枝様式については，フランス語圏の解剖学書では内外側枝を区別しておらず，Bertrand の論文にもこのことは十分記載されていない。

創の閉鎖には各筋層を十分にあわせる。下斜筋を温存するのは髄液漏のおきないよう，下斜筋，頭半棘筋，項靱帯に囲まれる C 1/2 の硬膜露出部を完全にひとつの閉鎖腔とし，C 3-6 の部分とは交通させないようにするためである。

両側の後頸筋の遮断では，術後の嚥下障害などを避けるために C 1，C 2 前枝を温存するのが Bertrand 原法である。硬膜内の C 1/2 前根は複数本あるが，どの根が前枝あるいは後枝に分布するのかはわかっていない。したがって両側遮断の場合には硬膜内での遮断は行わず，硬膜外での後枝のみの遮断を行っている。今後脊髄前根のうちどれが前枝後枝支配かが明らかになれば，両側とも硬膜内で遮断できる可能性もある。

e. 副神経の遮断

副神経の遮断は Bertrand 原法でも Taira 変法でも差はない。ただし変法

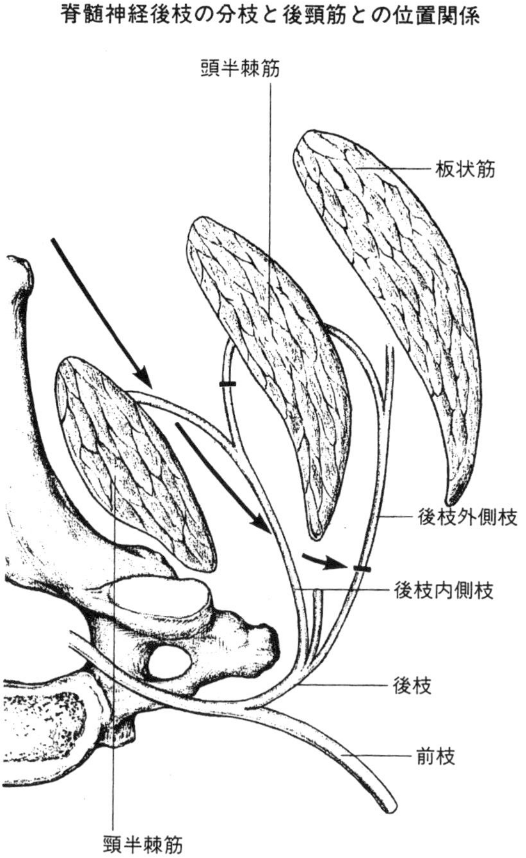

図6　板状筋の二重神経支配

では胸鎖乳突筋の切離はほとんど不要である。後頸筋神経遮断後に体位を変換せず腹臥位のまま行う。胸鎖乳突筋後縁で皮膚上から耳介神経の隆起が触知できる。副神経はこの耳介神経の頭側に存在する。したがって，これをはさむように3 cm 程度の皮切を設ける。皮下で電気刺激により副神経僧帽筋枝を同定して，これを中枢側と末梢側に追いながら副神経胸鎖乳突筋枝を同定し遮断する。これらの操作はすべて顕微鏡下で行う。胸鎖乳突筋自体は十分温存可能である。副神経の分枝や吻合様式，あるいは胸鎖乳突筋の神経支配は決して単純なものではなく，頸神経からの支配も受け，そのバリエー

副神経の胸鎖乳突筋支配様式の分類と頻度

TRP：僧帽筋　CP：頸神経叢　SCM：胸鎖乳突筋　XI：副神経
（文献5）より引用）

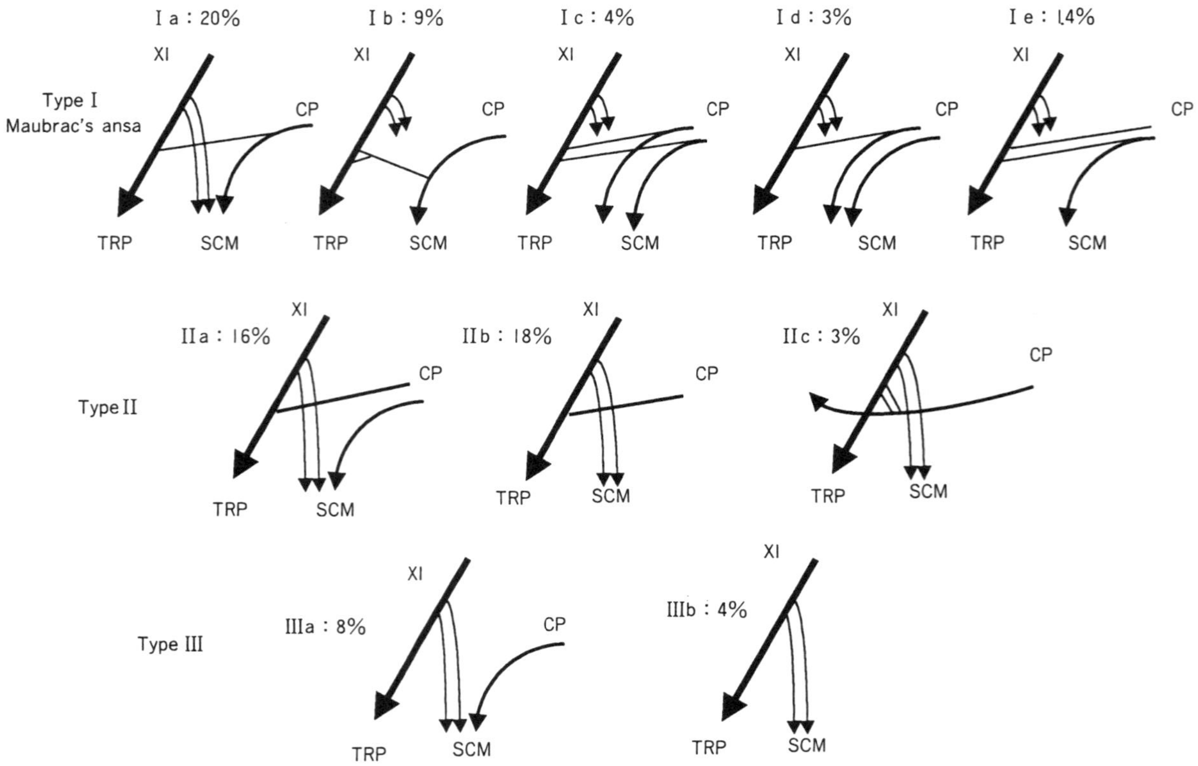

図７　胸鎖乳突筋の神経支配のバリエーション

ションも多い（図7）。また副神経本幹は胸鎖乳突筋の背面を通らずに，胸鎖乳突筋内を貫通して走行していることもまれではない。この部の創は無毛部であり，できる限り形成外科的に閉創する。

f．術中の電気刺激について

硬膜内C1，C2神経に関しては解剖学的な同定のみで遮断可能である。C3-C6の硬膜外での遮断に際しては慣れれば解剖学的同定で十分可能であるが，残存神経枝がないように確認する目的で電気刺激は必須である。現在筆者は0.5 msec幅の矩形波で5 Hz程度の周波数を用いている。不関電極は開創器におく。5-10 V程度の刺激でおよその神経の存在部位を推定し，電圧を徐々に下げながらその部位を絞り込んでいく。副神経の遮断に際しては筋収縮に必要な電圧はきわめて低く，またときには50 Hz程度の刺激で肩や胸鎖乳突筋の動きをみることも有用である。

g．術後について

手術翌日から食事，歩行を許可する。頸部カラーは用いない。術後3-4日目から軽い頸部の運動を含めたリハビリテーションを開始する。リハビリテーションの目的は次の通りである。

1．除神経された筋肉の代償をする筋群を鍛える。
2．これまで異常頭囲のためあまり使用されていなかった筋群を鍛える。
3．正常頭位がどのようなものかを思い出す。
4．頭位異常の代償としての側弯など体幹姿勢異常の矯正。
5．リハビリーションでの肉体疲労による十分健全な睡眠の獲得。

リハビリテーションは決して療法士による受け身的なものではなく，患者自らが積極的に行うように指導する。リハビリテーション室へ行っている間だけがリハビリテーションではなく，日常の生活リズムの中でリハビリテーションを習慣づけることが大切である。このような指導を1-2週間行い，患者が自宅や普段の生活で自分がリハビリテーションを続ける自信がついた時

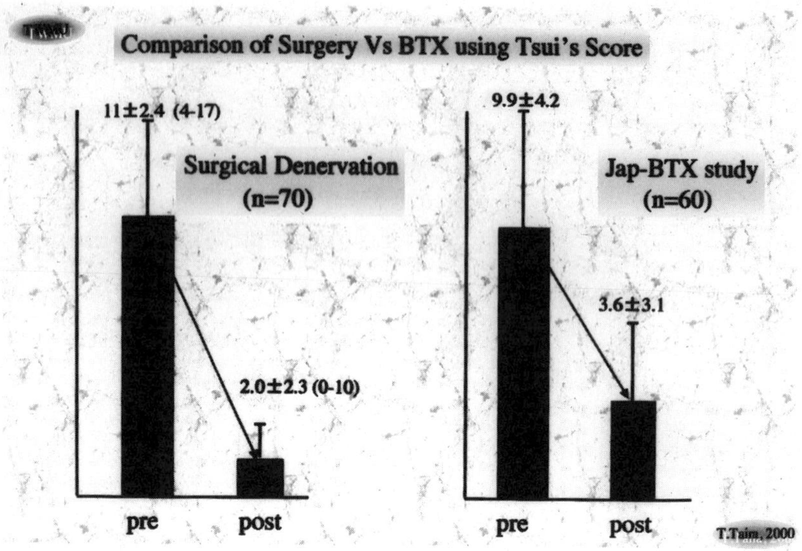

図 8　自験例 70 例の結果とボツリヌス毒素治療との比較

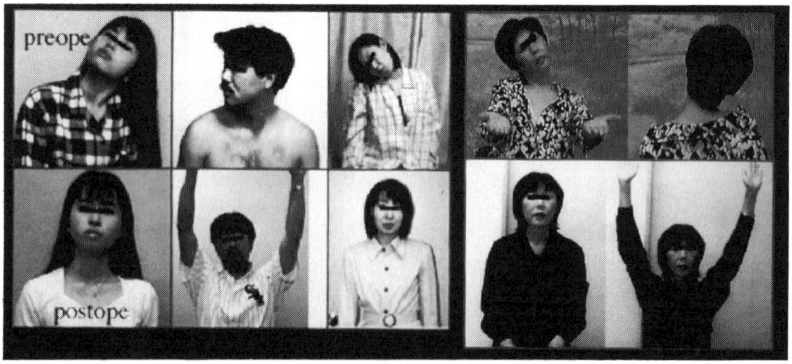

図 9　代表的症例の手術術前後（術前：上段，術後：下段）

点で退院とする。

選択的末梢神経遮断術を受けた 70 症例全体の評価，術後結果を図 8 に示す。また，代表的症例の写真を図 9 に提示する。

6．定位脳手術

現在まで数多くの定位脳手術が行われてきた[17,26,28,39,50]。しかし現在でも手術側を異常収縮筋と同側にするか，対側にするかに関してさえも意見は完全には一致しておらず，凝固巣作製部位も視床VL核，Voi核，Voa核，Forel H 1野，zona incerta，淡蒼球など報告により様々である。Hassler[17]はhorizontal　typeには視床Voa核あるいはForel　H 1野をtargetとし，rotatory typeではVoi核を，combined typeにはこれら両者をtargetとしている。

実際，手術成績の報告は著効を示すものから不変あるいは悪化とするものまで不定である[22,24,29,31,34,39]。著者の経験では錐体外路性の斜頸には一側の視床Voi核凝固術では長期的に見た場合には全く無効であった[39]。最近，島ら[36]は錐体外路性に分類される痙性斜頸で視床VL核，後腹淡蒼球手術はともに無効であり，"(頸部筋のみに異常収縮を認める）純粋の痙性斜頸"はもはや大脳基底核疾患とは異なるとさえ述べている。

多くの報告を総合して判断すると，一般に視床凝固術が有効とされる痙性斜頸は一側の胸鎖乳突筋とその反対側の板状筋の異常収縮が見られる場合，および頸部以外にもジストニア症状があり痙性斜頸が捻転ジストニアの一症状である場合である。胸鎖乳突筋と板状筋とが同側で異常を示す場合は一側の視床手術は無効である。錐体外路性に分類される痙性斜頸ではこのような両側障害例が多数を占めており，また選択的末梢神経遮断やボツリヌス毒素治療後に見られる「もぐらたたき現象[21]」からたとえ一側障害型に見える場合でも潜在的には両側性の異常が存在していることが考えられ，これが一側視床手術の成績の悪さに関係しているものと考えられる。

現時点での痙性斜頸に対する定位脳手術に関するコンセンサスは下記のとおりといえよう。

1）四肢などのジストニアをともなった捻転ジストニアの一症状としての痙性斜頸はVL/Vo核凝固に反応するが，その効果は術後数週間から数ヵ月

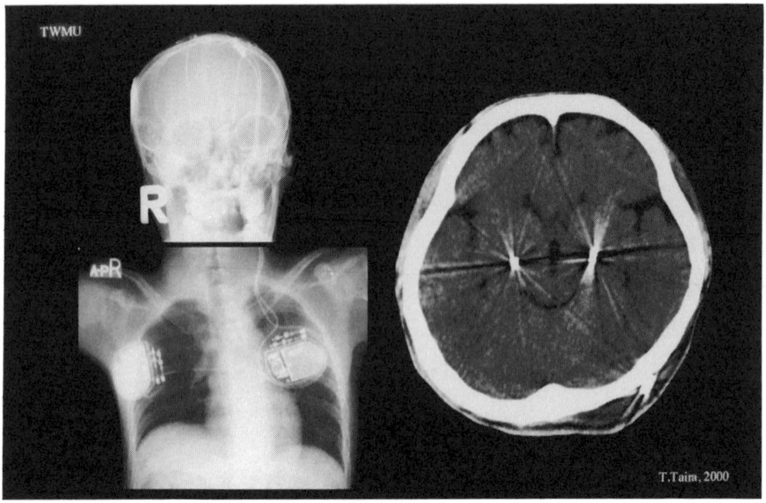

図 10　淡蒼球内節慢性電気刺激療法

後に現れる。

2）異常筋収縮が頸部にのみ限局し，安静臥位時に改善し錐体外路性に分類される「純粋な」痙性斜頸では少なくとも一側性の視床核凝固では効果がない。このような痙性斜頸には両側視床手術が効果的なことがあるが，手術は 1 年程度の間隔を開ける必要がある。

3）淡蒼球内節手術（図 10）は有効とする報告が散見され，今後きわめて有望である。

4）副神経の血管圧迫によるものには定位脳手術は無効である。

痙性斜頸に対して定位脳手術を行う場合はこのような事項を十分考慮したうえで，両側の手術を念頭においた計画性が重要である。

7．硬膜内手術

a．脊髄神経前根・副神経根切截術

現在ではあまり行われないが歴史的意味もあるので紹介する。これは上位頸椎の椎弓切除を行い硬膜内で両側のＣ1-Ｃ3の前根を切断するもので，症状の重い側のＣ4の前根を切断することもある。また副神経根は一般的に硬膜内で両側性に切断するが，歴史的には副神経支配筋の異常収縮が残存した場合に頸部で副神経の末梢を追加切断する Forester-Dandy の手術[9]として知られている。Hamby & Schieffer[16]は Forester-Dandy の手術に準じて，硬膜内の副神経脊髄根を切断する方法を行い良好な結果を報告している。これらの多くは大孔レベルで副神経を切断するのに対し，最近では Friedman ら[13]が胸鎖乳突筋支配の副神経根のみを電気生理学的に同定し，選択的に切断して85％の例で良好な結果が得られたと報告している。

本手術はもっとも古くから行われ痙性斜頸の手術としては確立されたものであるが，問題は神経切断などに伴う合併症と，Ｃ1-Ｃ6によって支配される板状筋や頭半棘筋への神経遮断が不十分なことである。Hamby & Schieffer[16]は僧帽筋や肩甲挙筋などの障害による肩の挙上障害が72％に見られ，その他，嚥下障害，頸部の不安定性が高率に見られたとしている。榊ら[31]は8例中6例で肩の挙上障害，背臥位での頭部の挙上障害を経験している。また神経根に沿って走る根動脈の障害による脊髄梗塞，横隔神経麻痺，頸部の不安定性など重篤な合併症も報告されている[37]。元待ら[27]は重篤な合併症を経験していないが，早期効果が良好でも長期的には悪化を示す例が多かったと述べており，おそらく板状筋や頭半棘筋への神経遮断が不十分であることが原因と推測される。

本手術はかなりの良好な効果が期待されるが，痙性斜頸の症状に関与していない脊髄神経前枝の支配筋を障害すること，高率の合併症，椎弓切除が頸

部の不安定性を助長することなどの観点から，選択的末梢神経遮断術が行える現在では，適応は少ないと考えられる

b. 後根切断術

副神経への慢性の入力を断つ目的で，かつて1915年にTaylorがsenosry rhizotomyを報告したが十分な効果は得られなかったようである[52)]。Dandy[9)]は，当初脊髄神経前根切断に際して手術のしやすさのために後根も切断していたが，最終的には後根切断は不必要で，頭位のバランスを保つためには深部知覚を温存したほうが良いと述べている。その後痙性斜頸に対する後根切断術は長らく行われていなかった。最近になり斎藤ら[30)]は，副神経性斜頸では副神経とC 1後根との連絡が副神経性斜頸の発症に関与していると考え，C 1後根切除術を行っている。彼らによると副神経性斜頸は副神経の血管圧迫以外に，C 1-occiput space でのC 1と椎骨動脈の接触に加えC 1神経と副神経の異常吻合が存在することを重要視している。このような概念に基づき一側の第一頸髄神経後根のみの切断を行った4例中3例で治癒，1例で改善を認めている。このような詳細な臨床的観察は今後副神経性斜頸の病態解明につながるものと思われる。

c. 神経血管減圧術

痙性斜頸の原因が前述したような判断により，副神経の血管圧迫による副神経性のものであると判断される場合にのみ適応になる手術である。しかし実際に副神経性斜頸が存在するのかは議論の的である。

腹臥位で小さな後頭下開頭と第一頸椎椎弓切除を行い硬膜を切開する。副神経は第5頸髄より頭側で各髄節で数本の根を集めながら脊髄神経後根の腹側で，歯状靭帯の背側を上行する。頭蓋脊椎移行部では椎骨動脈の背側を走行するが，この部位では正常例でも椎骨動脈と副神経は接しているのが普通である。したがって単なる接触が問題となるのではなく，第1，2頸脊髄神経などへと連なる副神経のabberant root（McKenzie rootなど）が破格と

して存在し，これが通常より短いために副神経本幹が牽引，屈曲し著明な血管圧迫を受けている，あるいはこれらの吻合枝がなくとも血管や歯状靭帯の異常により圧迫を受けているというような所見が重要である[34-36]。当然 abberant root が問題となるような場合は血管と神経の間に dacron felt 等を押し込んで減圧すると神経の牽引が助長されることになる。したがって副神経の血管減圧術の原則は顔面けいれんでの Janneta 法のように felt などを挿入することではなく，圧迫血管を移行させるか，abberant root や歯状靭帯のような副神経の走行異常をきたしている原因を取り除いて，副神経の走行を戻すことである。

本手術の治療効果は顔面けいれんなどとは異なり術直後から見られることは少なく，術後数週間してから改善してくる場合が多い。

8．脊髄硬膜外刺激

錐体外路性の痙性斜頸では，後頭部で壁にもたれかかったり，顔を自分の手で触ったりすると一時的に症状が改善することがある。このような現象は sensory trick と呼ばれ特発性ジストニアの特徴の一つである。この現象は固有知覚の入力の変化によって生ずるとの考えから，脊髄硬膜外刺激が頸髄後索への固有知覚入力を高め，痙性斜頸を緩和できるのではないかというのが痙性斜頸に対する脊髄硬膜外刺激の理論的背景である。Gildenberg[14,15]はこのような考えをもとに脊髄刺激を始め，22 例で試験刺激を行い 14 例で有効であったと報告している。Waltz ら[53]は 63 例中 23 例でほぼ完全に症状が消失し，20 例である程度の改善が見られたとしている。Dickmann & Veras[10]は 50％の有効率，平山ら[18]は 6 例全例に有効（1996 年の時点では 13 例中 8 例に有効[19]）としている。刺激の条件は Waltz ら[53]が 500-700 Hz，Dickmann & Veras[8]は 800-1500 Hz，平山ら[15]は 120 Hz で十分としている。これらの報告を総合すると脊髄刺激によって痙性斜頸のうち約 20％の症例では完全に症状が消失し，全体で 60％程度の症例にはなんらかの効果がみられると判断される。

脊髄刺激は非侵襲的で神経組織の損傷を伴わないため，痙性斜頸ではまず

表4 痙性斜頸の各種治療法の利点と欠点

手術法	利 点	欠 点
Stereotactic thalamotomy (Voi, zona incerta, Forel H, etc)	原因療法に近い。	原則的に両側手術が必要なことが多い。 効果の予測が困難 長期的効果に乏しい？
Stereotactic Pallidotomy	原因療法に近い。 両側同時手術が可能。	多数例での効果が十分確立されていない。 長期的効果に乏しい？
Foerster-Dandy's Intradural Rhizotomy	両側同時手術が可能。	対症療法である。椎弓切除が必要。合併症が多い,C4-6 への効果が不十分
Bertrand's Selective Peripheral Denervation	効果が確実,両側同時手術が可能。 椎弓切除が不要,合併症が少ない。	対症療法である。 C 2 領域の知覚低下。
XI Neurovascular Decompression	副神経性斜頸の診断が正しければ根本的治療となりえる。	的確な診断が要求されるが,診断基準が確立されていない。
C 1 Posterior Root Section	副神経性斜頸の原因のひとつを示唆している。	的確な診断が要求されるが，診断基準が確立されていない。
Spinal Cord Stimulation	神経組織の破壊がない	効果の予測ができない。
Botulinum Toxin	低侵襲	効果の持続は数ヵ月。 深部へは困難。 抗体出現により効果減弱，高価。
Alcohol Block	低侵襲 入手容易	効果の予測ができない。 深部筋へは困難。 知覚神経障害・筋拘縮の可能性。
Iontophoresis	低侵襲	長期的効果は乏しい。

最初に試みるべきであるという意見がある。一方，60%の有効率，人工異物を植え込むということ，患者自身が慢性的に刺激する必要があることなどを考慮する必要もあり，他の治療方法と比較しながら患者に十分な説明の上で行うのが望ましいと考えられる。ちなみに本治療を始めた Gildenberg は現

在では痙性斜頸に対して選択的末梢神経遮断術を第一選択としている（Gildenberg, personal communication 1997）。

以上に述べてきたように痙性斜頸の外科治療にはさまざまなものがあり，表4にまとめるようにそれぞれに利点欠点がある。しかし国際的に見た場合，現時点で最も広く行われ，効果や有用性が認められているのは選択的末梢神経遮断術である。この手術も最近では侵襲がより小さくなり，今後のさらなる普及が期待される。

（本稿の図の多くは自著文献48より，出版社の許可を得て引用した）

文　献

1）安藤肇史，嘉山孝正，斎藤伸二郎，他：Spasmodic torticollis の筋電図所見－特に neurogenic torticollis の筋電図所見の特徴について－ 脳神経 49：619-626, 1997.

2）Bertrand CM：Operative management of spasmodic torticollis and adult-onset dystonia with emphasis on selective denervation. in Schmidek HH, Sweet WH eds, Operative Neurosurgical Techniques, 2 nd edition, Grune & Stratton, Orlando 1988, pp 1261-1269.

3）Bertrand CM：Selective peripheral denervation for spasmodic torticollis：Surgical technique, results, and observation in 260 cases. Surg Neurol 40：96-103, 1993.

4）Bogduk N, Anat D：The clinical anatomy of the cervical dorsal rami. Spine 7：319-330, 1982.

5）Braum V, Richter HP：Selective peripheral denervation for the treatment of spasmodic torticollis. Neurosurgery 35：58-63, 1994.

6）Burkes RE, Fahn S, Marsden D, et al.：Validity and reliability of a rating scale for the primary torsion dystonias. Neurol 35：73-77, 1985.

7）Consky ES, Lange AE：Clinical assessment of patients with cervical dystonia. in Jankovic J, Hallett M ed, Therapy with Botulinum Toxin. Marcel Dekker, New York 1994, pp 211-237.

8）Dauer WT, Burke RE, Greene P, et al.：Current concepts on the clinical features, aetiology and management of idiopathic cervical dystonia. Brain 121：547-560, 1998.

9）Dandy W：An operation for the treatment of spasmodic torticollis. Arch

Surg 20：1021-1032, 1930.
10) Dickmann G, Veras G：Bipolar spinal cord stimulation for spasmodic torticollis. Appl Neurophysiol 48：339-346, 1985.
11) Duane DD：Spasmodic torticollis：clinical and biologic features and their implications for focal dystonia. Adv Neurol 50：473-492, 1988.
12) Ford B, Louis ED, Greene P, Fahn S：Outcome of selective ramisectomy for botulinum to in resistant torticollis. J Neurol, Neurosurg, Psychiatr 65：472-8, 1998.
13) Friedman AH, Nashold BS, Sharp R, et al.：Treatment of spasmodic torticollis with intradural selective rhizotomies. J Neurosurg 78：46-53, 1993.
14) Gildenberg PL：Treatment of spasmodic torticollis by dorsal column stimulation. Appl Neurophysiol 41：113-121, 1978.
15) Gildenberg PL：Comprehensive treatment of spasmodic torticollis. Appl Neurophysiol 44：233-243, 1981.
16) Hamby WB, Schiffer S：Spasmodic torticollis：results after cervical rhizotomy in 80 cases. Clin Neurosurg 17：29-37, 1970.
17) Hassler R, Dieckmann G：Stereotaxic treatment of spasmodic torticollis. in Schaltenbrand G, Walker AE eds, Stereotaxy of the human brain, George Thieme Verlag, Stuttgart 1982, pp 522 531.
18) 平山晃康, 坪川孝志：痙性斜頸，脊髄硬膜外刺激による治療 ペインクリニック 13：340-346, 1992.
19) 平山晃康, 前島貞裕, 山本隆充, 他：痙性斜頸治療の現況 脊髄刺激療法における適応についての検討 第38回定位脳手術研究会抄録集 p 39, 1996.
20) Jayne D, Lees AJ, Stern GM：Remission of spasmodic torticollis. J Neurol Neurosurg Psychiatr 47：1236-1237, 1984.
21) 梶　龍兒, 目崎高広：ジストニアとボツリヌス治療, 診断と治療社, 1996 東京, pp 82-102.
22) 柏瀬宏隆：痙性斜頸について，三型分類の提案，日本醫事新報　3790：17-21, 1996.
23) Lindeboom R, Brans JW, Aramideh M, et al.：Treatment of cervical dystonia：a comparison of measures for outcome assessment. Movement Disorders. 13：706-12, 1998 a)
24) Marsden CD：The focal dystonias. Clin Neuropharmacol 9：suppl 2, ppS 49-S 60, 1986.

25) 目崎高広, 梶　龍兒, 木村　淳, 他：A 型ボツリヌス毒素製剤 AGN 191622 の痙性斜頸および顔面痙攣に対する有用性の検討（第 II 相多施設共同試験）脳神経 47：749-754, 1995.
26) Molina-Negro P：Functional surgrey of abnormal movements. in Rasmussen T, Marino R eds, Functional Neurosyrgery, Raven Press, New York 1979, pp 89-121.
27) 元待雅男, 牧田泰正, 鍋島祥男, 他：痙性斜頸の外科治療と長期成績 神経外科 23：741-746, 1983.
28) 難波真平, 和仁孝夫, 正岡哲也, 他：痙性斜頸の long-term follow-up study 脳神経 38：121-128, 1986.
29) Podivinsky F：Torticollis. in Vinken PJ, Bruyn GW eds, Handbook of Clinical Neurology, North-Holland Publishing, Amsterdam, 1968 pp 567-603.
30) 斎藤伸二郎, 中井　昴, 嘉山孝正, 他：痙性斜頸に対する片側第 1 頸神経後根切除術 機能的脳神経外科 33：126-131, 1994.
31) 榊　寿右, 菊池晴彦, 古瀬清次, 他：Spasmodic torticollis の外科治療 脳神経外科 5：1151-1155, 1977.
32) 佐藤達夫：脊髄神経，とくに後枝と固有背筋の関係について，脳神経 39：391-401, 1987.
33) 佐藤達夫：末梢神経解剖学, 基礎と発展, SCI サイエンス・コミュニケーションズ, 1995, 東京, pp 237-243.
34) 島　史雄, 福井仁士：痙性斜頸の治療, 高倉公朋（編), 機能脳神経外科, 現代医療社 1989, pp 147-157.
35) 島　史雄，福井仁士：痙性斜頸に対する副神経減圧術，脳神経外科 18：693-700, 1990.
36) 島　史雄, 加藤元博, 福井仁士：痙性斜頸治療の現況, 第 38 回定位脳手術研究会抄録集 p 38, 1996.
37) Speelman JD, van Manen J, Jacz K, et al.：The Foerster-Dandy operation for the treatment of spasmodic torticollis. Acta Neurochir (suppl 39)：85-87, 1987.
38) 平　孝臣，Hitchcock E：痙性斜頸を初発症状とする dystonia musculorum deformans について, 脳神経 42：867-871, 1990.
39) 平　孝臣, 河村弘庸, 谷川達也, 他：パーキンソン病以外の運動機能異常症に対する外科的治療, 機能的脳神経外科 31：59-65, 1992.
40) 平　孝臣, 谷川達也, 河村弘庸, 他：Splenius type の痙性斜頸に対する選択的

末梢神経遮断術の経験, 脳神経外科 24：221, 1996.
41) 平 孝臣, 高倉公朋：痙性斜頸に対する末梢神経手術, Clin Neurosci 15：814-815, 1997.
42) 平 孝臣, 河村弘庸, 谷川達也, 他：痙性斜頸における選択的末梢神経遮断術, 機能的脳神経外科 35：47-54, 1996.
43) 平 孝臣, 河村弘庸, 谷川達也, 他：痙性斜頸に対する選択的末梢神経遮断術の定量的評価, 脳神経外科 25：927-932, 1997.
44) 平 孝臣, 光山哲滝, 岡見修哉, 他：肩甲挙筋などの関与した痙性斜頸に対する末梢神経遮断術；頸髄神経前枝を含めた神経遮断, 脳神経外科 27：25-31, 1999.
45) 平 孝臣：痙性斜頸, 駒井則男（監修）定位脳手術, 金芳堂 1998, pp 298-315.
46) 平 孝臣, 堀 智勝：頸部ジストニアの外科治療, 脳神経外科の最先端, 高倉公朋（監修), 先端医療技術研究所, 1999 pp 63-68.
47) 平 孝臣, 堀 智勝：痙性斜頸の外科治療, 医学のあゆみ 189：813-818, 1999.
48) 平 孝臣：選択的末梢神経遮断術, 図説脳神経外科 New Approach 機能的疾患, メジカルビュー社 pp 70-79, 2000.
49) Tasker RR：Overview for surgical treatment of spasmodic torticollis. Textbook of Stereotactic and Functional Neurosurgery, Gildenberg PL, Tasker RR eds, 1998, pp 1223-1225.
50) 富田 享, 青井瑞穂, 松井利浩, 他：痙性斜頸に対する視床破壊術－破壊側の分析と試験刺激－, 機能的脳神経外科 35：55-61, 1996.
51) 柳澤信夫：ジストニアの概念と病態, 脳と神経 48：217-227, 1996.
52) Walker EA：A History of Neurological Surgery, Williams & Wilkins, 1951, pp 303-304.
53) Waltz JM, Scozzari CA, Hunt DP：Spinal cord stimulation in the treatment of spasmodic torticollis. Appl Neurophysiol 48：324-338, 1985.

索　引

A

B

C

D

E

F

G

H

I

J

K

L

M

N

O

P

R

S

T

U

W

Y

Z

© 2002　　　　第1版発行　2002年3月29日

痙性斜頸

各科の治療の実際

定価（本体4,000円＋税）

検	印
省	略

編著者　柏　瀬　宏　隆

発行者　服　部　秀　夫

発行所　株式会社 新興医学出版社

〒113-0033　東京都文京区本郷6-26-8

電話 03（3816）2853

FAX 03（3816）2895

印刷　株式会社春恒社　　　　郵便振替　00120-8-191625

ISBN 4-88002-448-1

・本書の複製権・翻訳権・譲渡権・公衆送信権（送信可能化権を含む）は株式会社新興医学出版社が所有します。

・JCLS ＜㈱日本著作出版権管理システム委託出版物＞
本書の無断複写は著作権法上での例外を除き禁じられています。複写される場合は，その都度事前に㈱日本著作出版権管理システム（電話 03-3817-5670，FAX 03-3815-8199）の許諾を得てください。